上海市老
上海市学习型社会

老年人胃肠道疾病100问

（第二版）

科学出版社
北京

上海市老年教育普及教材编写委员会

本书编写组

编　著：黄新余　温自强

丛书策划

朱岳桢　杜道灿

前　言

　　根据上海市老年教育"十二五规划"提出的实施"个、十、百、千、万"发展计划中"编写100本老年教育教材，丰富老年学习资源，建设一批适合老年学习者需求的教材和课程"的要求，在上海市学习型社会建设与终身教育促进委员会办公室、上海市老年教育工作小组办公室和上海市教委终身教育处的指导下，由上海市老年教育教材研发中心会同有关老年教育单位和专家共同研发的"上海市老年教育普及教材"，共100本正式出版了。

　　此次出版"上海市老年教育普及教材"的宗旨是编写一批能体现上海水平的、具有一定规范性、示范性的老年教材；建设一批可供老年学校选用的教学资源；完成一批满足老年人不同层次需求的、适合老年人学习的、为老年人服务的快乐学习读本。

　　"上海市老年教育普及教材"的定位主要是面向街（镇）及以下老年学校，适当兼顾市、区老年大学的教学需求，力求普及与提高相结合，以普及为主；通用性与专门化相兼顾，以通用性为主。编写市级普及教材主要用于改善街镇、居村委老年学校缺少适宜教材的实际状况。

　　"上海市老年教育普及教材"在内容和体例上尽力根据老年人学习的特点进行编排，在知识内容融炼的前提下，强调基础、实用、前沿；语言简明扼要、通俗易懂，使老年学员看得懂、学得会、用得上。教材分为三个大类：做身心健康的老年人；做幸福和谐的老年人；做时尚能干的老年人。每个大类包涵若干教材系列，如"老年人万一系列"、"中医与养生系列"、"孙辈亲子系列"、"老年人心灵手巧系列"、"老年人玩转信息技术系列"等。

"上海市老年教育普及教材"在表现形式上，充分利用现代信息技术和多媒体教学手段，倡导多元化教与学的方式，创新"纸质书、电子书、计算机网上课堂和无线终端移动课堂"四位一体的老年教育资源。在已经开通的"上海老年教育"App上，老年人可以免费下载所有教材的电子版，免费浏览所有多媒体课件；上海老年教育官方微信公众号"指尖上的老年学习"也已正式运营，并将在2015年年底推出"老年微学课堂"，届时我们的老年朋友可以在微信上"看书"、"听书"、"学课件"。

"上海市老年教育普及教材"编写工作还处于起步阶段，希望各级老年学校、老年学员和广大读者提出宝贵意见。

上海市老年教育普及教材编写委员会

2015年6月

编者的话

据上海市民政局、上海市老龄办、上海市统计局联合发布的上海市老年人口统计情况显示，截至2012年12月31日，本市户籍60岁及以上的老年人口占全市户籍总人口的25.7%，达367.32万人。其中，70岁以上人口占46%。人的寿命延长了，是个可喜现象，但许多老年人带病生活的状态告诉我们，老年人需要延长寿命，但更需要的是提高生命质量。因此，对老年人及其家庭来说，就要充分重视对疾病的防控，增强自身的健康意识，掌握保健知识，做到防病于未然，治病于早期，不死于无知，从而使人口老龄化提升到健康老龄化。

近年来，上海的健康教育工作内容丰富，亮点突出，富有成果。2012年，上海市民健康素养的总体具备率已经达到了14.38%，列全国前茅。2013年上海市卫生局局长徐建光提出"2013年卫生部门还要促进与多部门合作和交流，完善健康教育的工作网络，拓展健康教育工作领域，增加健康教育的覆盖面"。策划并出版本套以老年人为读者对象的"老年人常见病100问"丛书，正是上海市教委参与市民健康教育，促进健康老龄化的公益性举措，是上海健康教育工作的一个组成部分。

在本套丛书的策划和编写过程中，民盟上海市委给予了大力的支持和帮助，民盟市委社会服务部和民盟上海申康医院发展中心委员会邀请和组织了上海部分市属医院的专家在百忙之中承担了书稿的撰写工作，这里谨致以崇高的敬意和衷心的感谢。

健康教育工作是一项长期的系统工程，需要理论的探索和实践的总结，我们希望本套丛书的出版，能对老年人增加健康知识，提高疾病防控能力，提升生命质量起到积极的促进作用。

医生简介

黄新余　上海交通大学附属第六人民医院普外科行政副主任。主任医师，教授，博士研究生导师，医学博士。师从国际著名外科学专家钱允庆教授。1998年、2000年两次赴美国访问、学习，主攻胰腺肿瘤的诊断及手术治疗。从事普通外科临床工作27年，对普通外科常见病、多发病以及胃肠道肿瘤和甲状腺疾病诊断和外科治疗经验丰富。尤其擅长肝脏肿瘤、胆道肿瘤、胰腺肿瘤及复杂胆道疾病、门静脉高压症的外科手术治疗，手术细致，技术精湛。开展了CT引导下32F导管后腹膜穿刺引流微创方法治疗急性重症胰腺炎，显著提高了其抢救成功率。对胰岛素瘤的诊断和治疗有着丰富的经验。近年来开展了保留十二指肠的胰头切除术和保留脾脏的胰腺体尾部切除术等损伤控制手术。成功开展了数十例高龄胰腺癌患者的胰十二指肠切除术，手术并发症低。承担国家自然科学基金以及市、局级课题多项，在核心期刊上发表专业学术论文30余篇，其中SCI 10篇。参编《胰腺外科学》《胰腺外科疾病诊断治疗学》等专著2部。培养研究生十余名。

专家门诊：每周三上午，上海交通大学附属第六人民医院

目 录

3 求诊指南 79

1

认识胃肠道疾病

　　胃肠道是人体消化系统的主要器官，胃肠道的功能是受纳食物，通过蠕动对食物进行消化，吸收其营养物质，然后把残渣废物排出体外。由于胃肠道的黏膜接触病原体、毒性物质和致癌物质的机会较多，因此，容易发生感染、损伤和炎症，胃肠道的肿瘤发病率较高也与此相关。老年人因机体功能的衰退和免疫力的降低，胃肠道的器质性疾病和功能性疾病更是十分普遍。为了强健我们的体质，保持胃肠道的健康，做到早预防、早治疗，充分认识引起胃肠道各类疾病的病因、症状和危害就显得尤为重要。

1.1　胃、十二指肠溃疡

1.1.1　概述

　　一般将胃溃疡（GU）和十二指肠溃疡（DU）视为相同的疾病。二者均是消化性溃疡，发病与胃酸的存在有密切关系。对其进行组胺H_2受体拮抗药和迷走神经切断术治疗均有效。但近年的研究和临床资料表明，十二指肠溃疡和胃溃疡有所不同。胃溃疡常须与胃癌鉴别，但十二指肠恶性肿瘤极少见。十二指肠溃疡发生在十二指肠，以第一部（球部）为主。因此，不同的溃疡和它的并发症的治疗方法也有所不同。

1.1.2　病因

1. 幽门螺杆菌（Hp）感染

　　幽门螺杆菌感染与消化性溃疡密切相关。95%以上的十二指肠溃疡与近80%的胃溃疡患者中检出Hp；Hp感染使发生消化性溃疡的危险增加数倍,有1/6左右的Hp感染者发展为消化性溃疡;清除幽门螺杆菌感染可以明显降低溃疡病的复发率。

2. 胃酸分泌过多

溃疡只发生在与胃酸相接触的黏膜,抑制胃酸分泌可使溃疡愈合,充分说明胃酸分泌过多是胃十二指肠溃疡的病理生理基础。

3. 非甾体类抗炎药与黏膜屏障损害

非甾体类抗炎药(NSAID)、肾上腺皮质激素、胆汁酸盐、酒精等均可破坏胃黏膜屏障,造成H^+逆流入黏膜上皮细胞,引起胃黏膜水肿、出血、糜烂,甚至溃疡。长期使用NSAID,胃溃疡发生率显著增加。

1.1.3 临床表现

胃溃疡的主要症状是上腹痛,与十二指肠溃疡的痛不同,十二指肠溃疡症状发生在餐后2小时,进食则缓解;胃溃疡疼痛因进食而加重,且发生在餐后至餐后半小时。发作持续时间和疼痛的程度均较十二指肠溃疡的疼痛为甚。继而进食腹痛加重,患者进食减少,因而在胃溃疡发作时可伴有明显的体重减轻。胃溃疡患者常有恶心、呕吐等症状。此外,胃溃疡患者胃窦功能不全,可引起胃滞留和呕吐。不论是十二指肠溃疡还是胃溃疡,许多患者并无上述典型的症状。二者症状可相混,故根据临床症状难以区别溃疡的类型。至少一成的活动性胃溃疡患者无任何症状。

1.1.4 治疗

1. 药物治疗

药物治疗的目标就是消除病因和控制症状,促进溃疡愈合,预防复发及避免并发症。目前最常用的药物分为以下几类：

（1）抑制胃酸分泌药

目前临床上主要有H_2受体拮抗剂（H_2-RA）及质子泵抑制剂（PPI）。PPI促进溃疡愈合的速度较快、愈合率较高，适用于各种难治性溃疡或NSAID溃疡患者不能停用NSAID的治疗时，还可与抗生素协同作用，可用于根除幽门螺杆菌的治疗，因此是胃溃疡的首选用药。常用的PPI有奥美拉唑、兰索拉唑、雷贝拉唑、埃索美拉唑、艾普拉唑等。

（2）黏膜保护剂

目前已不属于治疗溃疡的一线用药，但与抑酸药联用后，可提高溃疡愈合质量，减少溃疡复发，常见的如硫糖铝、胶体铋，枸橼酸铋钾、米索前列醇等。

（3）胃肠动力药

主要用于出现恶心、呕吐、腹胀等症状的患者，以促进胃肠排空，缓解症状。

2. 根除幽门螺杆菌治疗

幽门螺杆菌是胃溃疡发生的重要原因之一，因此幽门螺杆菌阳性的患者，应予以根除幽门螺杆菌治疗，其不仅可以促进溃疡愈合，还能预防溃疡复发，从而彻底治愈溃疡。

3. 手术治疗

无严重并发症的胃、十二指肠溃疡一般均采取内科治疗，外科手术治疗主要是针对胃、十二指肠溃疡的严重并发症进行治疗。

1.2 慢性胃炎

1.2.1 概述

慢性胃炎（chronic gastritis）是由各种病因引起的胃黏膜慢性炎症。我国属幽门螺杆菌（Hp）高感染率国家，估计人群中Hp感染率为40%~70%。人是目前唯一被确认的幽门螺杆菌传染源。60%以上的慢性胃炎患者存在幽门螺杆菌感染。

幽门螺杆菌感染—慢性浅表性胃炎—萎缩性胃炎—肠化生或不典型增生—胃癌，这一发展途径已得到临床验证。

一般认为通过人与人之间密切接触的口口或粪口传播是幽门螺杆菌的主传播途径。

1.2.2 病因

（1）幽门螺杆菌感染

幽门螺杆菌感染是慢性胃炎最主要的病因。幽门螺杆菌通过产氨作用、分泌空泡毒素A（VacA）等物质而引起细胞损害；其细胞毒素相关基因（cagA）蛋白能引起强烈的炎症反应；其菌体胞壁还可作为抗原诱导免疫反应。这些因素的长期存在导致胃黏膜的慢性炎症。

感染幽门螺杆菌后，幽门螺杆菌很少会被自发清除，因此慢性胃炎常长期持续存在，少部分慢性非萎缩性胃炎可发展为慢性多灶萎缩性胃炎。极少数慢性多灶萎缩性胃炎经长期演变可发展为胃癌。流行病学研究显示，慢性多灶萎缩性胃炎患者发生胃癌的危险明显高于普通人群。由幽门螺杆菌感染引起的胃炎有

15%~20%会发生消化性溃疡。幽门螺杆菌感染引起的慢性胃炎还偶见发生胃黏膜相关淋巴组织淋巴瘤者。不同地区人群中的个体感染幽门螺杆菌后的结果不同，被认为是细菌、宿主和环境因素三者相互作用的结果。

（2）饮食和环境因素

世界范围的对比研究显示胃黏膜萎缩和肠化生发生率的地区差异大体与地区间胃癌发病率的差异相平行。这提示慢性萎缩性胃炎的发生和发展还涉及幽门螺杆菌感染之外的其他因素。流行病学研究显示，饮食中高盐和缺乏新鲜蔬菜水果与胃黏膜萎缩、肠化生以及胃癌的发生密切相关。

（3）自身免疫

自身免疫性胃炎以富含壁细胞的胃体黏膜萎缩为主；患者血液中存在自身抗体如壁细胞抗体（parietal cell antibody，PCA），伴恶性贫血者还可查到内因子抗体（intrinsic factor antibody，IFA）；本病可伴有其他自身免疫性疾病如桥本甲状腺炎、白癜风等。

上述表现提示本病属自身免疫性疾病。自身抗体攻击壁细胞，使壁细胞总数减少，导致胃酸分泌减少或丧失；内因子抗体与内因子结合，阻碍维生素B_{12}的吸收，从而导致恶性贫血。

（4）其他因素

幽门括约肌功能不全时，含胆汁和胰液的十二指肠液反流入胃，可削弱胃黏膜屏障功能。

其他外源因素，如酗酒、服用NSAID（如阿司匹林、速效感冒伤风胶囊）等药物、某些刺激性食物等均可反复损伤胃黏膜。

1.2.3 临床表现

由幽门螺杆菌引起的慢性胃炎，多数患者无症状；有症状者表现为上腹痛或不适、上腹胀、早饱、嗳气、恶心等消化不良症状。有无这些症状及其严重程度与慢性胃炎的内镜所见和组织病理学改变并无肯定的相关性。自身免疫性胃炎患者还可伴有贫血表现。

1.2.4 治疗

1. 关于根除幽门螺杆菌

2006年中国慢性胃炎共识意见，建议根除幽门螺杆菌的疗法特别适用于：

（1）伴有胃黏膜糜烂、萎缩及肠化生、异型增生者。

（2）有消化不良症状者。

（3）有胃癌家族史者。

建议使用三联根治方案，对根治失败的可选用含铋剂的四联方案（具体用药需在医生指导下服用）。

2. 关于消化不良症状的治疗

此类治疗事实上属于功能性消化不良的经验性治疗，抑酸或抗酸药如雷尼替丁或奥美拉唑胶囊、促胃肠动力药如多潘立酮（吗叮啉）片、胃黏膜保护药如硫糖铝咀嚼片、中药均可试用，这些药物除有对症治疗作用外，对胃黏膜上皮修复及炎症消除也有一定作用。

3. 自身免疫性胃炎的治疗

目前尚无特异治疗方法，伴有恶性贫血者注射维生素B_{12}后贫血可获纠正。

4. 异型增生的治疗

异型增生是胃癌的癌前病变,应予高度重视。对轻度异型增生除给予上述积极治疗外,关键在于定期随访。对肯定的重度异型增生则宜予预防性手术,目前多采用内镜下胃黏膜切除术。

1.3 急性胃、十二指肠溃疡穿孔

1.3.1 概述

急性穿孔(acute perforation)是胃、十二指肠溃疡的严重并发症,为常见的外科急腹症。起病急、病情重、变化快,需要紧急处理,若诊治不当可危及生命。近年来溃疡穿孔的发生率呈上升趋势,发病年龄渐趋高龄化。十二指肠溃疡穿孔男性患者较多,胃溃疡穿孔则多见于老年妇女。

1.3.2 病因

(1)精神过度紧张或劳累,增加迷走神经兴奋,溃疡加重而穿孔。

(2)饮食过量,胃内压力增加,使溃疡穿孔。

(3)应用非甾体类抗炎药(NSAID)和GU、DU的穿孔密切相关。

(4)免疫抑制,尤其在器官移植患者中应用激素治疗。

(5)其他因素包括老龄患者、慢性阻塞性肺疾病、创伤、大面积烧伤和多器官功能障碍等。

1.3.3 临床表现

突发性上腹部刀割样疼痛,很快弥漫全腹。多数伴恶心、呕吐。

腹式呼吸消失,腹肌紧张如"板状",全腹压痛反跳痛,以右上腹明显。肝浊音界缩小或消失,肠鸣音减弱或消失。

随病情发展,可出现腹胀,甚至中毒性休克。

1.3.4 治疗

1. 非手术治疗

治疗措施主要包括:

(1)持续胃肠减压,减少胃肠内容物继续外漏。

(2)输液以维持水、电解质平衡并给予营养支持。

(3)全身应用抗生素控制感染。

(4)经静脉给予H_2受体阻断剂或质子泵拮抗剂等制酸药物。

非手术治疗6~8小时后病情仍继续加重,应立即转行手术治疗。

2. 手术治疗

(1)单纯穿孔修补缝合术

单纯穿孔修补缝合术的优点是操作简便,手术时间短,安全性高。

(2)彻底性溃疡手术

优点是一次手术同时解决了穿孔和溃疡两个问题。

1.4 胃间质瘤

1.4.1 概述

胃间质瘤是胃间质细胞起源的一类少见肿瘤，最初被认为是平滑肌瘤。研究表明，这类肿瘤起源于胃肠道未定向分化的间质细胞，发病率约占胃肿瘤的3%，发病年龄多在50岁以上，40岁以前少见，无性别差异。

1.4.2 病因

病因不明。

1.4.3 临床表现

1. 上腹痛

是常见症状，也是最无特异性而易被忽视的症状，初起时仅感上腹部不适而未及时就诊。

2. 出血、黑便

因肿瘤表面黏膜出血、坏死所致。

3. 梗阻

因肿瘤生长于幽门及贲门处所致。

1.4.4 治疗

目前没有有效的全身治疗方法。

1. 外科治疗

外科治疗是治疗胃间质瘤的主要手段。

2. 内科治疗

STI571（Glivec）是一种有效的络氨酸激酶抑制药，具有良好的抗肿瘤活性，人体耐受性较好，不良反应轻，可作为手术治疗的辅助用药。

1.5 胃癌

1.5.1 概述

胃癌是全世界及我国常见的恶性肿瘤，我国胃癌发病率在各种恶性肿瘤中居首位，好发年龄在50岁以上，男女发病率之比为2:1。

1.5.2 病因

胃癌的确切病因不十分明确，但以下因素与发病有关：

（1）亚硝基化合物。

（2）多环芳烃化合物。

（3）饮食因素。

新鲜蔬菜、水果具有预防胃癌的保护性作用，并显示剂量效应关系。

1. 幽门螺杆菌

幽门螺杆菌感染也是引发胃癌的主要因素之一。

2. 遗传

与胃癌患者有血缘关系的亲属，其胃癌发病率较对照组高4倍。

3. 其他因素

吸烟；某些职业暴露如煤矿、石棉、橡胶行业工人中胃癌相对高发；微量元素与胃癌的关系近年来也颇受人重视，饮食中锌、镍含量增高，硒缺乏均与胃癌发病呈正相关。

1.5.3 临床表现

临床表现早期胃癌多数患者无明显症状，甚至毫无症状。胃痛是胃癌最常见的症状，常伴有食欲减退、乏力、消瘦；部分患者有恶心、呕吐；肿瘤破坏血管后可有呕血、黑便等消化道出血症状。患者有时可出现腹泻、便秘及下腹不适，也可有发热。某些病例甚至可以先出现转移灶的症状，如卵巢肿块、脐部肿块等。

1.5.4 治疗

1. 手术治疗

分为根治性手术和姑息性手术两类。

2. 化学药物治疗

胃癌的化疗用于根治性手术的术前、术中和术后，延长生存期。晚期胃癌患者采用适量化疗，能减缓肿瘤的发展速度，改善症状，有一定的近期效果。

3. 其他疗法

包括放疗、热疗、免疫治疗、中医中药治疗等。

1.6 肠梗阻

1.6.1 概述

肠内容物不能正常运行、顺利通过肠道,称为肠梗阻（intestinal obstruction）,是常见的一种外科急腹症。肠梗阻不但可引起肠管本身解剖与功能上的改变,并可导致全身性生理上的紊乱,临床病象复杂多变。

1.6.2 病因

肠梗阻的病因主要可分为三大类：
（1）机械性。
（2）动力性。
（3）血运性。

1.6.3 临床表现

尽管由于肠梗阻的原因、部位、病变程度、发病急慢的不同,可有不同的临床表现,但肠内容物不能顺利通过肠腔则是一致具有的,其共同表现是腹痛、呕吐、腹胀及停止自肛门排气排便。简言之就是痛、吐、胀、闭。

1.6.4 治疗

1. 基础疗法

（1）胃肠减压。

（2）矫正水、电解质紊乱和酸碱失衡。

（3）防止感染和中毒。

2. 解除梗阻

（1）手术治疗：解决引起梗阻的原因，一般采用肠切除肠吻合术、短路手术、肠造口或肠外置术等。

（2）非手术治疗：主要适用于单纯性粘连性肠梗阻、麻痹性或痉挛性肠梗阻、蛔虫或粪块堵塞引起的肠梗阻、肠结核等炎症引起的不完全性肠梗阻、肠套叠早期等。

1.7 肠扭转

1.7.1 概述

肠扭转是肠袢及其系膜过长导致肠袢沿肠系膜长轴旋转引起肠腔梗阻、肠管血液供应障碍。因此，肠扭转所引起的肠梗阻多为绞窄性。肠袢扭转部位在其系膜根部，多数为顺时针方向，大都为360°以上。肠扭转后，肠管两端都不与肠道相通，形成闭袢性梗阻，肠壁血循环障碍，导致肠管坏死、穿孔，引起急性腹膜炎或中毒性休克。

1.7.2 病因

肠扭转的病因包括：

（1）肠袢和其系膜的长度相对地过长，容易发生扭转。

（2）饱餐后、食物内纤维残渣多、大便秘结、肠蛔虫、先天性巨结肠等。

（3）饱餐后立即进行重体力劳动、腹部扭转等。

1.7.3　临床表现

发病急，腹痛剧烈、患者辗转不安，早期出现休克。

乙状结肠扭转：多见于老年患者，常有便秘，或以往有多次腹痛发作经排气、排便后缓解的病史。临床表现除腹部绞痛外，有明显腹胀，而呕吐出现较晚。钡灌肠呈"鸟嘴"改变。

1.7.4　治疗

1. 非手术治疗

主要方式包括禁食，有效的胃肠减压，纠正水、电解质和酸碱平衡紊乱，使用广谱抗生素等。病情危重者，可输入血浆或全血。

对于病情较轻的乙状结肠扭转，可试行乙状结肠镜下减压复位疗法。具体方法是在乙状结肠镜下一边插入较粗的肛管，一边缓慢注入气体，并试图将肛管插入扭转的肠袢中，如果成功，则会引出大量气体、液体及粪便，扭转的肠袢也可能随之复位。

2. 手术治疗

非手术治疗失败或不能排除肠坏死、穿孔、腹膜炎者，应急诊手术探查。如扭转肠袢已经坏死，且患者高龄，有腹膜炎或感染性休克等情况，可选择结肠造瘘。

1.8 结肠癌

1.8.1 概述

结肠癌（colonic cancer）是胃肠道中常见的恶性肿瘤，以41~65岁发病率最高。近20年来，在我国尤其在大城市，发病率明显上升，且有结肠癌患者多于直肠癌患者的趋势。

1.8.2 病因

结肠癌病因虽未明确，但其相关的高危因素渐被认识，如过多的动物脂肪及动物蛋白饮食、缺乏新鲜蔬菜及纤维素食品、缺乏适度的体力活动等。遗传易感性在结肠癌的发病中也具有重要地位。

1.8.3 临床表现

1. 右侧结肠癌

临床表现以全身症状为主，表现为原因不明的贫血、乏力、疲劳、食欲减退、消瘦、消化不良、发热等症状。患者并无肠道症状，偶有腹部隐痛不适。

2. 左侧结肠癌

易导致肠腔狭窄和梗阻。排便习惯与粪便性状的改变常为最早出现的症状。多表现为：排便次数增加、腹泻、便秘，粪便中带血、脓或黏液。随着肠腔狭窄的发展出现进行性便秘，排便困难，腹胀以及最后发生梗阻。

1.8.4 治疗

1. 手术治疗

手术治疗是目前治疗结肠癌最主要而有效的方法。

2. 化学药物治疗

结肠癌的预后较好，经根治手术治疗后，DukesA、B及C期的5年生存率约分别可达80%、65%及30%。

1.9 直肠癌

1.9.1 概述

直肠癌（rectal cancer）是乙状结肠直肠交界处至齿状线之间的癌，是消化道常见的恶性肿瘤。中国人直肠癌与西方人比较，有三个流行病学特点：其一，直肠癌比结肠癌发生率高，约1.5∶1，最近的资料显示结肠癌发生率有所增高；其二，低位直肠癌所占的比例高，占直肠癌的60%~75%，绝大多数癌肿可在直肠指诊时触及；其三，青年人（＜30岁）直肠癌比例高，约10%~15%。直肠癌根治性切除术后总的5年生存率在60%左右，早期直肠癌术后的5年生存率为80%~90%。

1.9.2 病因

直肠癌的发病原因尚不清楚，相关的高危因素，如过多的动物脂肪及动物蛋白饮食、缺乏新鲜蔬菜及纤维素食品、缺乏适度的体力活动等。遗传易感性在直肠癌的发病中也具有重要地位。有些病如家族性肠息肉病，已被公认为癌前期疾病；直肠腺瘤、溃疡性结直肠炎以及结肠血吸虫病肉芽肿，与直肠癌的发生有较密切的关系。

1.9.3 临床表现

1. 直肠刺激症状

便意频繁，排便习惯改变；便前肛门有下坠感、里急后重、排便不尽感，晚期有下腹痛。

2. 肠腔狭窄症状

癌肿侵犯致肠管狭窄，初时大便变形、变细。当造成肠管部分梗阻后，有腹痛、腹胀、肠鸣音亢进等不全性肠梗阻表现。

3. 癌肿破溃感染症状

大便表面带血及黏液，甚至有脓血便。

1.9.4 治疗

1. 手术治疗

手术切除仍然是直肠癌的主要治疗方法。术前的放疗和化疗可一定程度上提高手术疗效。

2. 放射治疗

放射治疗作为手术切除的辅助疗法有提高疗效的作用。

3. 直肠癌的辅助化疗或肿瘤治疗

直肠癌的辅助化疗或肿瘤治疗均以5-Fu为基础用药。给药途径有动脉灌注、门静脉给药、静脉给药、术后腹腔置管灌注给药及温热灌注化疗等，以静脉化疗为主。

4. 新辅助放、化疗

在欧洲,直肠癌行新辅助放化疗得到众多医疗中心的认同。

5. 其他治疗

目前,对直肠癌的治疗研究广泛,如基因治疗、靶向治疗、免疫治疗等。靶向治疗已显现出良好的临床应用前景。

低位直肠癌形成肠腔狭窄且不能手术者,可用电灼、液氮冷冻和激光凝固、烧灼等局部治疗或放置金属支架,以改善症状。

1.10　急性阑尾炎

1.10.1　概述

急性阑尾炎是腹部外科的常见病,是急腹症中最常见的疾病,发病率约为 1/1 000。各年龄段人群及妊娠期妇女均可发病。

1.10.2　病因

1. 阑尾管腔阻塞

这是急性阑尾炎最常见的病因。阑尾管腔阻塞的最常见原因是淋巴滤泡的明显增生,粪石也是阻塞的原因之一。另外,异物、炎性狭窄、食物残渣、蛔虫、肿瘤等也是较为少见的病因之一。

2. 细菌入侵

由于阑尾管腔阻塞,细菌繁殖,分泌内毒素和外毒素,损伤黏膜上皮并使黏膜形成溃疡,细菌穿过溃疡的黏膜进入阑尾肌层。阑尾壁间质压力升高,妨碍动脉血流,造成阑尾缺血,最终造成梗死和坏疽。致病菌多为肠道内的各种革兰阴性杆菌和厌氧菌。

1.10.3　临床表现

1. 腹痛

典型的腹痛发作始于上腹，逐渐移向脐部，数小时（6~8小时）后转移并局限在右下腹。70%~80%的患者具有这种典型的转移性腹痛的特点。部分病例发病开始即出现右下腹痛。

2. 胃肠道症状

发病早期可能有厌食，恶心、呕吐也可发生，但程度较轻。有的病例可能发生腹泻。盆腔位阑尾炎，炎症刺激直肠和膀胱，引起排便里急后重症状。弥漫性腹膜炎时可致麻痹性肠梗阻，腹胀、排气排便减少。

3. 全身症状

早期乏力。炎症重时出现中毒症状、心率增快、发热，达38℃左右。阑尾穿孔时体温会更高，达39℃或40℃。如发生门静脉炎时，可出现寒战、高热和轻度黄疸。

1.10.4　治疗

1. 手术治疗

绝大多数急性阑尾炎一旦确诊，应早期施行阑尾切除术。早期手术是指阑尾炎症还处于管腔阻塞或仅有充血水肿时，就手术切除。此时手术操作较简易，术后并发症少。

2. 非手术治疗

非手术治疗仅适用于单纯性阑尾炎及急性阑尾炎的早期阶段，患者不接受手术治疗或客观条件不允许，或伴存其他严重器质性疾病有手术禁忌证者。主要措施包括选择有效的抗生素和补液治疗,也可经肛门直肠内给予抗生素栓剂。

1.11 痔

1.11.1 概述

痔是最常见的肛肠疾病。是肛垫发生病理性肥大、移位,以及肛周皮下血管丛血流淤滞形成的团块,出现坠胀、疼痛、出血或嵌顿等临床表现,称为痔。任何年龄都可发病,但随年龄增长,发病率增高。根据其所在部位不同分为三类:内痔、外痔、混合痔。

1.11.2 病因

病因尚未完全明确,与多种因素有关,主要有以下学说:

1. 肛垫下移学说

正常情况下,肛垫疏松地附着在肛管肌壁上,排便时主要受到向下的压力被推向下,排便后借其自身的收缩作用,缩回到肛管内。弹性回缩作用减弱后,肛垫则充血、下移形成痔。

2. 静脉曲张学说

认为痔的形成与静脉扩张淤血相关。

另外,长期饮酒和进食大量刺激性食物可使局部充血;肛周感染可引起静脉周围炎,使静脉失去弹性而扩张;营养不良可使局部组织萎缩无力等均可诱发痔的发生。

1.11.3　临床表现

1. 内痔

主要临床表现是出血和脱出。无痛性间歇性便后鲜血是内痔的常见症状。

2. 外痔

主要临床表现是肛门不适、潮湿不洁，时有瘙痒。如发生血栓形成则皮下血肿有剧痛。血栓性外痔最常见。

3. 混合痔

表现为内痔和外痔的症状可同时存在。

1.11.4　治疗

痔的治疗应遵循三个原则：

（1）无症状的痔无需治疗。

（2）有症状的痔重在减轻或消除症状，而非根治。

（3）以保守治疗为主。

2

老年人胃肠道疾病知识100问

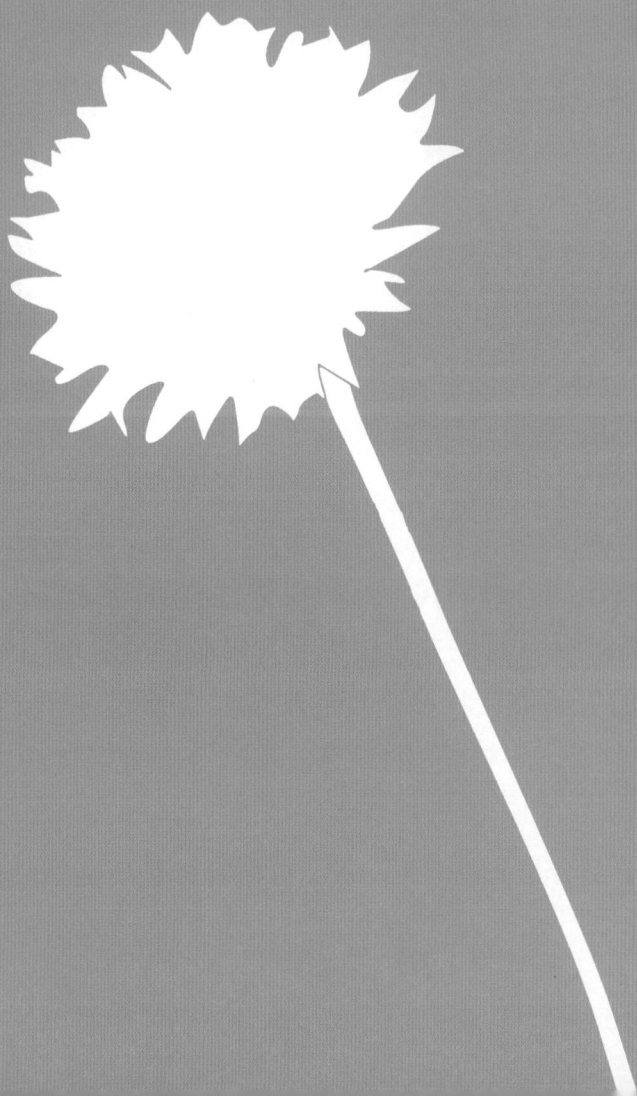

2.1 什么是胃、十二指肠溃疡？

胃、十二指肠局限性圆形或椭圆形的全层黏膜缺损，称为胃、十二指肠溃疡（gastroduodenal uclears）。因溃疡的形成与胃酸—蛋白酶的消化作用有关，也称为消化性溃疡（peptic ulcer）。胃溃疡是我国人群中常见病、多发病之一。

作为消化性溃疡中的常见类型，胃溃疡的地理分布大致有北方向南方升高趋势，且好发于气候变化较大的冬春两季。此外，男性发病率明显高于女性，可能与吸烟、生活及饮食不规律、工作及外界压力以及精神心理因素密切相关。近年来，胃溃疡的发病率开始呈下降趋势，然而其仍属消化系统疾病中最常见的疾病之一。其发生主要与胃、十二指肠黏膜的损害因素和黏膜自身防御修复因素之间失衡有关。幽门螺杆菌感染、非甾体抗炎药（如阿司匹林）、胃酸分泌异常是引起溃疡的常见病因。典型的溃疡疼痛具有长期性、周期性和节律性的特点。其中，胃溃疡多好发于胃角和胃窦小弯，多见于老年男性患者，其发病与季节变化有一定关系。

2.2 胃溃疡有哪些主要表现？

胃溃疡症状常不典型，可表现为上腹痛及上腹不适等。绝大部分患者可出现各种消化不良的症状，但有时也无任何症状，直至出现并发症。其常见的并发症主要有出血、穿孔、幽门梗阻、癌变。

常见的胃肠道症状及全身症状主要有嗳气、反酸、上腹胀、胸骨后烧灼感、恶心、呕吐、纳差等。反酸及胸骨后烧灼感是由于贲门松弛；恶心、呕吐多反映溃疡处于活动期；频繁呕吐宿食，提示幽门梗阻。部分患者有失眠、多汗等植物神经功能紊乱症状。

2.3 哪些胃溃疡患者必须进行外科治疗？

适于进行胃溃疡外科治疗的适应证主要有：

（1）包括抗Hp措施在内的严格内科治疗无效的顽固性溃疡，如溃疡不愈合或短期内复发者。

（2）发生溃疡出血、瘢痕性幽门梗阻、溃疡穿孔及溃疡穿透至胃壁外者。

（3）溃疡巨大（直径＞2.5厘米）或高位溃疡。

（4）胃、十二指肠复合性溃疡。

（5）溃疡不能排除恶变或已经恶变者。

2.4 什么是幽门螺杆菌？幽门螺杆菌的发现在医学上有何意义？

幽门螺杆菌（Helicobacterpylori）见图2-1，简称Hp。首先由巴里·马歇尔（BarryJ.Marshall）和罗宾·沃伦（J.RobinWarren）二人发现，此二人因此获得2005年的诺贝尔生理学或医学奖。

幽门螺杆菌是一种单极、多鞭毛、末端钝圆、螺旋形弯曲的细菌。长2.5~4.0微米，宽0.5~1.0微米。在胃黏膜上皮细胞表面常呈典型的螺旋状或弧形。在固体培养基上生长时，除典型的形态外，有时可出现杆状或圆球状。幽门螺杆菌是微需氧菌，环境氧要求5%~8%，在大气或绝对厌氧环境下不能生长。

大量研究表明，超过90%的

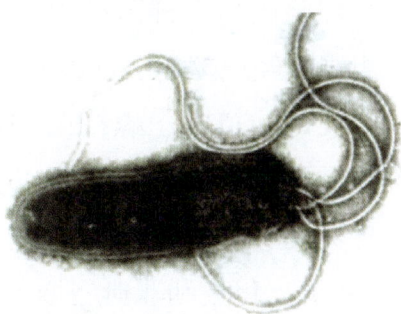

图2-1 幽门螺杆菌

十二指肠溃疡和80%左右的胃溃疡，都是由幽门螺杆菌感染所导致的。目前，消化科医生已经可以通过内窥镜检查和呼气试验等诊断幽门螺杆菌感染。抗生素的治疗方法已被证明能够根治胃溃疡等疾病。

幽门螺杆菌及其作用的发现，打破了当时已经流行多年的对胃炎和消化性溃疡发病机制的错误认识，被誉为是消化病学研究领域里程碑式的革命。由于巴里·马歇尔和罗宾·沃伦二人的发现，溃疡病从原先难以治愈反复发作的慢性病，变成了一种采用短疗程的抗生素和抑酸剂就可治愈的疾病，大幅度提高了胃溃疡等患者获得彻底治愈的机会，为改善人类生活质量作出了贡献。

2.5　为什么世界卫生组织把幽门螺杆菌列为I类致癌因子？

目前，已经确认幽门螺杆菌与胃肠道疾病中的4种疾病密切相关：

（1）慢性胃炎。

（2）消化性溃疡病。

（3）胃癌。

（4）胃黏膜相关性淋巴样组织样（MALT）恶性淋巴瘤。

根除幽门螺杆菌可治愈消化性溃疡，防止溃疡复发。世界卫生组织已经把幽门螺杆菌列为胃癌的头号致癌因子。

我们知道幽门螺杆菌（Hp）可以引起急性胃炎，如果急性胃炎迁延不愈，持续感染，可以从急性胃炎发展成慢性胃炎，由浅表性胃炎发展成萎缩性胃炎，肠上皮化生和非典型增生，而萎缩性胃炎、肠上皮化生和非典型增生，都是属于胃癌的癌前期病变。所以现在认为重度Hp相关性胃炎与非贲门部胃腺癌密切相关，由此世界卫生组织将幽门螺杆菌定为I类致癌因子。

因此也可以这样说，Hp是胃癌的始动因子。

2.6 用呼气检测幽门螺杆菌，其准确度有多高？

^{13}C和^{14}C呼气试验检测幽门螺杆菌，是一种无创伤性检查方法，其敏感性为95%，特异性95%~100%，是国际公认的幽门螺杆菌检测金标准，见图2-2。

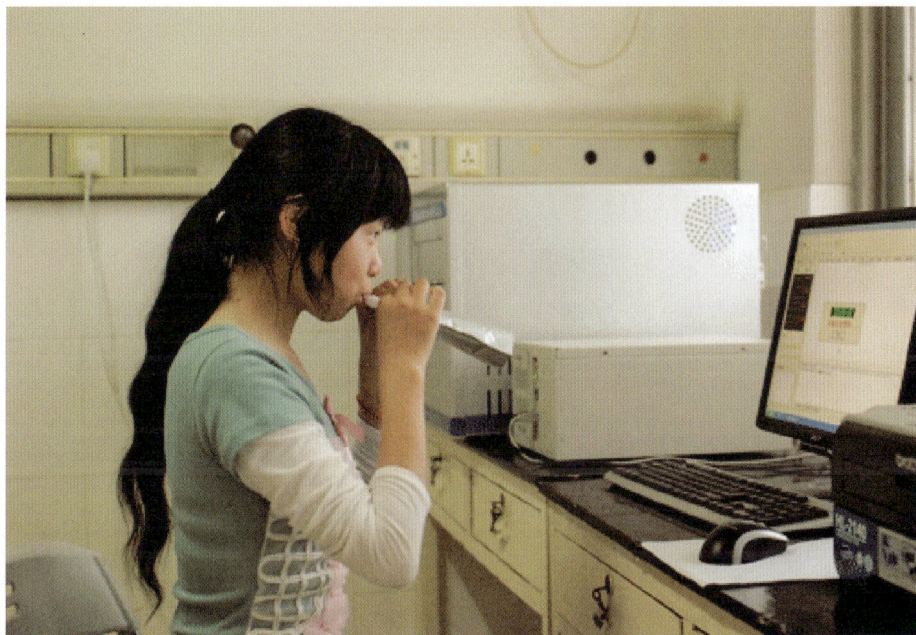

图2-2　呼气检测幽门螺杆菌

2.7 根除幽门螺杆菌的方法有哪些？治愈后会不会复发？

目前尚无单一药物可有效根除幽门螺杆菌，因此必须联合用药。根据近年来国际上抗幽门螺杆菌相关指南及共识，推荐的一线治疗方案是以PPI为基础加上两种抗生素的三联治疗方案，疗程7~14天。

幽门螺旋杆菌（Hp）感染被根除后复发率为0%~40%，各家报道差异很大。

复发的原因有两方面：其一，根除治疗不彻底，隐藏在组织深处或被药物暂时抑制活力的菌株在停药一段时间后重新繁殖；其二，判断根除成功的方法欠准确，出现假阴性。由于治疗方法、检查方法和Hp耐药性不同，故复发率的报道差异很大。

2.8 如何预防胃溃疡？

为了最大程度上预防溃疡的发作，大家应注意保持乐观的心态，养成良好的生活习惯，合理饮食。具体而言，应注意如下几点：

（1）调整心态，注意休息，避免过度焦虑与劳累。

（2）戒烟戒酒，饮食规律，不宜过量。

（3）避免食用刺激性食物，如咖啡、浓茶、辣椒等。

（4）少食过甜及过酸的食物及水果，如巧克力、冰淇淋、苹果及橘子。

（5）少食易胀气的食物，如淀粉含量较高的红薯、藕、土豆等。

2.9 什么是急性胃、十二指肠溃疡穿孔？

急性穿孔（acute perforation）是胃、十二指肠溃疡严重并发症，为常见的外科急腹症。胃、十二指肠溃疡在活动期逐渐向深部侵蚀，由黏膜至肌层，终致穿破浆膜而发生穿孔。穿孔部位多数位于幽门附近的胃、十二指肠前壁（图2-3）。

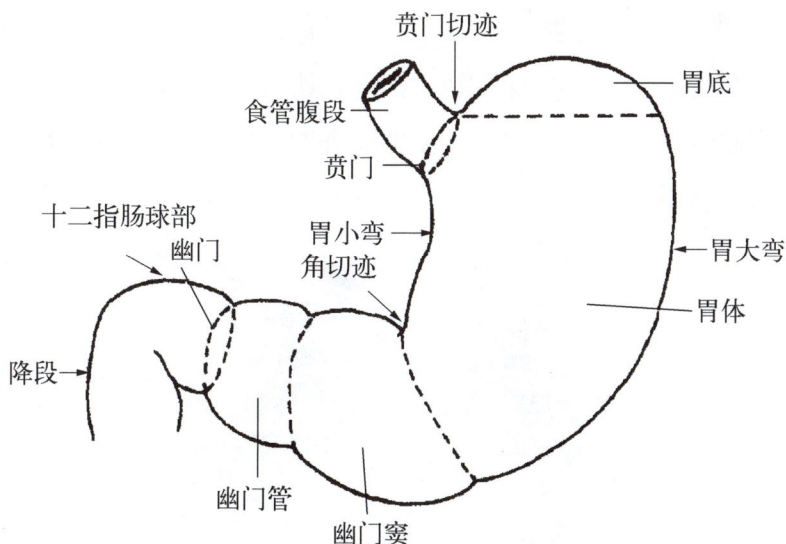

图2-3　胃的形态与分布

临床表现为急性弥漫性腹膜炎。胃、十二指肠溃疡穿孔为消化性溃疡最严重的并发症。

2.10　急性胃、十二指肠溃疡穿孔有哪些主要表现?

多数患者既往有溃疡病史,穿孔前数日溃疡病症状加剧。情绪波动、过度疲劳、刺激性饮食或服用皮质激素药物等常为诱发因素。穿孔多在夜间空腹或饱食后突然发生,表现为骤起上腹部刀割样剧痛,迅速波及全腹,患者疼痛难忍,可有面色苍白、出冷汗、脉搏细速、血压下降等表现,常伴恶心、呕吐。当胃内容物沿右结肠旁沟向下流注时,可出现右下腹痛,疼痛也可放射至肩部。

体检时患者表情痛苦,仰卧微屈膝,不愿移动,腹式呼吸减弱或消失;全腹压痛、反跳痛,腹肌紧张呈"板样"强直,尤以右上腹最明显。叩诊肝浊音界缩小或消失，可有移动性浊音；听诊肠鸣音消失或明显减弱。患者有发热，实验室检查示白细胞计数增加，血清淀粉酶轻度升高。在站立位X线检查时，80%的患者可见膈下新月状游离气体影，见图2-4。

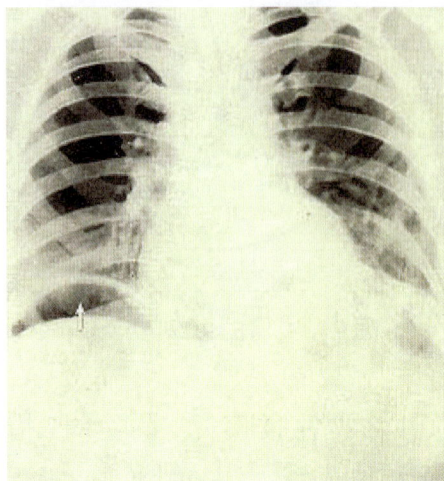

图2-4　膈下新月状游离气体影

2.11　胃、十二指肠溃疡多发于哪个季节？性别与发病率有无关联？

胃、十二指肠溃疡多发生于冬春两季，男女比例为6~15:1，可发生于任何年龄，以30~50岁多见。

十二指肠溃疡比胃溃疡发生穿孔者高3~10倍，前者平均年龄33岁，后者平均年龄46岁，十二指肠溃疡穿孔男性患者较多，胃溃疡穿孔则多见于老年妇女。该病发病急、变化快，若不及时诊治，会因腹膜炎的发展而危及生命。

2.12　急性胃、十二指肠溃疡穿孔有哪些治疗方法?

1. 非手术治疗

（1）禁食、胃肠减压,半坐卧位。

（2）输液,纠正水电解质、酸碱平衡失调。

（3）应用抗生素。

2. 手术治疗

（1）单纯穿孔修补缝合术:优点是操作简便、手术时间短、安全性高。一般认为,穿孔时间超出8小时,腹腔内感染及炎症水肿严重,有大量脓性渗出液;溃疡病未经正规内科治疗;不能耐受急诊彻底性溃疡手术,为单纯穿孔缝合术的适应证。单纯穿孔缝合术后溃疡病仍需内科治疗。

（2）彻底性溃疡手术:优点是一次手术同时解决了穿孔和溃疡两个问题。如果患者一般情况良好,穿孔在8小时内或超过8小时,腹腔污染不严重;慢性溃疡病特别是胃溃疡患者,曾行内科治疗,或治疗期间穿孔;十二指肠溃疡穿孔修补术后再穿孔,有幽门梗阻或出血史者可行彻底性溃疡手术。手术方法除胃大部切除术外,还包括对十二指肠溃疡穿孔可选用穿孔缝合术加高选择性迷走神经切断术,或选择性迷走神经切断术加胃窦切除术。

2.13　什么是胃窦炎? 它有哪些症状?

所谓胃窦炎（antral gastritis, antrum gastritis）是指局限于胃窦部的一种慢性炎症。主要病变多局限于黏膜层,但有些也有漫延至肌层或浆膜层。在病变部分出现水肿、炎症细胞浸润和纤维组织增生,使局部变厚,甚至狭窄;部分病例可有黏膜表面糜烂、肠腺上皮发生变化。

胃窦炎有以下三大症状。

1. 腹胀、腹痛

胃窦炎多发于30岁以上的男性，上腹部撑胀感，上腹部隐痛或剧痛，常呈周期性发作，可伴有嗳气、反酸、上腹烧灼感、恶心、呕吐、消瘦等，少数可有出血，也有无症状者。本病与精神因素关系密切，情绪波动、生气、精神压力或恐惧恶变症的紧张心理可使症状加剧。

2. 引发胃恶变

胃窦炎是发生于胃窦部的慢性炎症，一般可分为浅表性和萎缩性两类。

观察研究发现胃恶变与萎缩性胃窦炎、胃窦炎之间有着密切的关系。萎缩性胃窦炎恶变的危险性大于正常人20倍，萎缩性胃窦炎的发病率在胃恶变高发区明显增高。

3. 导致精神紊乱

胃窦炎与精神因素关系密切，情绪波动或恐惧紧张时，可使症状加剧。副交感神经系统兴奋时也易发作。

2.14　什么是慢性胃炎？它有几种类型？

慢性胃炎（chronic gastritis）是由各种病因引起的胃黏膜慢性炎症。我国属幽门螺杆菌（Hp）高感染率国家，估计人群中Hp感染率为40%~70%。

根据病理组织学改变和病变在胃的分布部位，结合可能病因，将慢性胃炎分成非萎缩性（以往称浅表性non-atrophic）、萎缩性（atrophic）和特殊类型（specialforms）三大类。

1. 慢性非萎缩性胃炎

慢性非萎缩性胃炎是指不伴有胃黏膜萎缩性改变、胃黏膜层见以淋巴细胞和浆细胞为主的慢性炎症细胞浸润的慢性胃炎。根据炎症分布的部位,可再分为胃窦胃炎、胃体胃炎和全胃炎。

2. 慢性萎缩性胃炎

慢性萎缩性胃炎是指胃黏膜已发生了萎缩性改变的慢性胃炎。慢性萎缩性胃炎又可再分为多灶萎缩性(rnultifocalatrophic)胃炎和自身免疫性(autoimmune)胃炎两大类。

3. 特殊类型胃炎

特殊类型胃炎种类很多,由不同病因所致,临床上较少见。

2.15 慢性胃炎有怎样的临床表现?

慢性胃炎发生于各年龄段,十分常见,占接受胃镜检查患者的80%~90%,男性多于女性,随年龄增长发病率逐渐增高。

由幽门螺杆菌引起的慢性胃炎多数患者无症状;有症状者表现为上腹痛或不适、上腹胀、早饱、嗳气、恶心等消化不良症状。有无这些症状及其严重程度与慢性胃炎的内镜所见和组织病理学改变并无肯定的相关性。自身免疫性胃炎患者还可伴有贫血表现。

2.16 "慢性胃炎是胃癌的前身" 这句话对吗?

目前慢性胃炎与胃癌之间的因果关系还不十分明确,因此,严格地讲二者之间没有直接关系。

慢性胃炎其实就是一种症状,类似感冒,只要控制好症状,就不会反复发作,更不会恶化,没有必要恐惧。而胃癌的发生与遗传、饮食、地理环境、疾病等多种因素有关。

目前的研究结果还没有证实胃炎与胃癌有直接联系，只有部分严重的慢性胃炎患者，如萎缩性慢性胃炎和胃溃疡患者才与胃癌有一定的联系，但也不是必然的。如果患者胃溃疡长期不愈合，有可能转化成胃癌。

2.17 为什么说"胃是情绪的调色板"？

情绪跟胃关系很密切，甚至可以说，胃就是情绪调色板。

其实胃是公认的情绪器官。平时生活中，情绪低落的时候，会食欲不振；心情高兴时，食欲大增，"酒逢知己千杯少"。

情绪影响着肠胃功能。当人紧张的时候，肾上腺素开始分泌，血压、心跳也开始升高。这时其实胃酸也在分泌增加，正常情况下是吃东西时胃酸才分泌。但如果经常因为压力导致的胃酸不正常分泌，会导致胃壁血管痉挛性收缩，长期刺激使其恶化为胃溃疡。所以紧张和压力对胃癌形成是有很大影响的。

当感觉特别焦虑时，可以适当吃一些零食来缓解情绪。对于焦虑不安的人来说，可以吃些清淡的食物并且含有胆碱的食物（如大豆、鸡蛋、大米、面粉）以及富含烟酸的食物（如花生、面包、番茄等），这是因为胆碱和烟酸结合可形成乙酰胆碱有利于缓解焦虑不安的情绪。

2.18 为什么慢性胃炎伴随溃疡且经常出血者宜及早手术治疗？

慢性胃炎伴溃疡的患者，溃疡侵蚀周围血管可引起出血。出血是消化性溃疡最常见的并发症,也是上消化道大出血最常见的病因,约占50%以上。经常出血或大出血者可有呕血、柏油样黑便,引起红细胞、血红蛋白和血细胞比容明显下降,脉率加快,血压下降,出现休克前期症状或休克状态。

溃疡基底的血管壁被侵蚀而导致破裂出血,大多数为动脉出血。胃溃疡大出血多数发生在胃小弯,出血源自胃左、右动脉及其分支。溃疡基底部的血管侧壁破裂出血不易自行停止,可引发致命的动脉性出血。

大出血后血容量减少、血压降低、血流变缓,可在血管破裂处形成血凝块而暂时止血。由于胃肠的蠕动和胃、十二指肠内容物与溃疡病灶的接触,暂时停止的出血有可能再次活动出血。

胃、十二指肠溃疡大出血的临床表现取决于出血量和出血速度。短期内失血量超过800毫升,可出现休克症状,患者焦虑不安、四肢湿冷、脉搏细速、呼吸急促、血压下降。如血细胞比容在30%以下,出血量已超过1 000毫升,将会危及患者生命。

慢性胃炎胃溃疡长期出血容易导致患者急、慢性失血。另外,慢性胃炎胃溃疡长期不愈有癌变倾向(慢性胃炎—肠化生或不典型增生—胃癌)。因此,尽早手术对这类患者是非常必要的。

2.19 什么是胃癌?

胃癌起源于胃壁最表层的黏膜上皮细胞,可发生于胃的各个部位(胃窦幽门区最多、胃底贲门区次之、胃体部略少),可侵犯胃壁的不同深度和广度。癌灶局限在黏膜内或黏膜下层的称为早期胃癌,侵犯肌层或有转移到胃以外区域者称为进展期胃癌。

肉眼或胃镜观察胃癌有多种形态,如表浅型、肿块型、溃疡型、浸润型、溃疡癌(为慢性胃溃疡癌变)。显微镜放大观察癌细胞有多种类型（组织学分类），如腺癌（约90%，包括乳头状腺癌、管状腺癌、黏液腺癌、印戒细胞癌）、腺鳞癌、鳞状细胞癌、未分化癌、类癌。

2.20 我国的胃癌发生率在世界上处于何种水平？

全球每年新发胃癌100余万，其中中国占42%；死亡人数约80万，中国占35%，因此，我国是胃癌发病率和死亡率最高的国家之一，发病率和死亡率均为世界平均水平2倍多。在我国，胃癌的发病率随着年龄的增加而显著升高，好发年龄在50岁以上，男女发病率之比为2∶1。但也已逐年呈现年轻化趋势，胃癌患者中19~35岁患者比例已从40年前1.7%升至当前的3.3%。

目前国人死因中的1/4是癌症，而癌症死因的1/4是胃癌。在消化系统恶性肿瘤死亡病例中，更是约半数死于胃癌。胃癌的治疗疗效与病期早晚和诊治方法及手段密切相关，早期胃癌经足够的治疗后，90%以上患者能生存5年以上或治愈，而晚期胃癌患者，治疗后5年生存率不足5%。因此，早发现是改善疗效、提高生存率的关键。可惜我国胃癌患者在确诊时早期者仅占10%以下，这个数字在日本约为60%，差距相当大。这主要因为我国患者多因不适就诊，而胃癌患者大多数到了中晚期才有症状。

2.21 胃癌发病的相关因素有哪些？

胃癌的确切病因不十分明确，但以下因素与发病有关。

1. 地域环境及饮食生活因素

胃癌发病有明显的地域性差别，在我国的西北与东部沿海地区胃癌发病率比南方地区明显为高。

长期食用熏烤、盐腌食品的人群中，胃远端癌发病率高，与食品中亚硝酸盐、真菌毒素、多环芳烃化合物等致癌物或前致癌物含量高有关；食物中缺乏新鲜蔬菜、水果与发病也有一定关系。

吸烟者的胃癌发病危险较不吸烟者高50%。

2. 幽门螺杆菌感染

幽门螺杆菌感染也是引发胃癌的主要因素之一。我国胃癌高发区成人幽门螺杆菌感染率在60%以上，比低发区13%~30%的幽门螺杆菌感染率明显要高。控制幽门螺杆菌的感染在胃癌防治中的作用已受到高度重视。

3. 癌前病变

癌前病变是指一些使胃癌发病危险性增高的胃疾病和病理改变。易发生胃癌的胃疾病包括胃息肉、慢性萎缩性胃炎及胃部分切除后的残胃，这些病变都可能伴有不同程度的慢性炎症过程、胃黏膜肠上皮化生或非典型增生，时间长久有可能转变为癌。

2.22 胃癌的发生与遗传基因有关吗?

遗传学与分子生物学研究表明，胃癌患者有血缘关系的亲属其胃癌发病率较对照组高4倍。许多证据表明胃癌的发生与抑癌基因*P53.APC*、*DCC*杂合性丢失和突变有关。分子生物学研究显示胃癌组织中癌基因*c-met*、*K-ras*有明显扩增和过度表达；而胃癌的侵袭性和转移则与*CD44v*基因的异常表达密切相关。

2.23 胃癌的主要表现有哪些?

多数早期胃癌患者并无明显症状，少数人有恶心、呕吐或是类似溃疡病的上消化道症状，无特异性。因此，早期胃癌诊断率低。

疼痛与体重减轻是进展期胃癌最常见的临床症状。患者常有较为明确的上消化道症状，如上腹不适、进食后饱胀。随着病情进展上腹疼痛加重，食欲下降、乏力、消瘦，部分患者有恶心、呕吐。

另外，根据肿瘤的部位不同，临床表现也不尽相同。贲门胃底癌可有胸骨后疼痛和进行性吞咽困难；幽门附近的胃癌有幽门梗阻表现；肿瘤破坏血管后可有呕血、黑便等消化道出血症状。

腹部持续疼痛常提示肿瘤扩展超出胃壁。大约10%的患者有胃癌扩散的症状和体征，诸如锁骨上淋巴结肿大、腹水、黄疸、腹部包块、直肠前凹及肿块等。

晚期胃癌患者常可出现贫血、消瘦、营养不良甚至恶病质等表现。

2.24 胃癌的手术治疗有几类？

手术治疗分为根治性手术和姑息性手术两类。

1. 根治性手术

根治性手术原则为整块切除包括癌灶和可能受浸润胃壁在内的胃的部分或全部，按临床分期标准整块清除胃周围的淋巴结，重建消化道。

扩大的胃癌根治术适用于胃癌浸及邻近组织或脏器，是指包括胰体、尾及脾的根治性胃大部切除或全胃切除；有肝、结肠等邻近脏器浸润可行联合脏器切除术。

2. 姑息性手术

姑息性胃切除术是因为原发灶无法切除，为了减轻由于梗阻、穿孔、出血等并发症引起的症状而作的手术，如胃空肠吻合术、空肠造口、穿孔修补术等。

2.25 怎样进行胃癌的化学药物疗法?

胃癌的化疗用于根治性手术的术前、术中和术后,目的是延长患者的生存期。晚期胃癌患者采用适量化疗,能减缓肿瘤的发展速度,改善症状,有一定的近期效果。

1. 适应证

早期胃癌根治术后原则上不必辅助化疗,有下列情况者应行辅助化疗:

(1)病理类型恶性程度高。

(2)癌灶面积大于5平方厘米。

(3)多发癌灶。

(4)年龄低于40岁。

(5)进展期胃癌根治术、姑息手术、根治术后复发者。

施行化疗的胃癌患者应当有明确病理诊断,一般情况良好,心、肝、肾与造血功能正常,无严重合并症。

2. 给药方法

常用的胃癌化疗给药途径有口服给药、静脉给药、腹膜腔给药、动脉插管区域灌注给药等。

2.26 如何预防胃癌?

(1)预防胃癌的发生:减少或消除高危人群所面临的各种致癌因素,降低发病率。

(2)早发现、早治疗:应注意身体不适变化,定期胃镜检查,一旦发现早期胃癌,尽早手术,可延长生存期、增加治愈率。

（3）防止复发和转移：在治疗胃癌时，要尽可能采取各种综合治疗方法预防复发和转移。

2.27 胃癌术后该如何调整饮食？

胃肠功能恢复后，可渐进食，通常应循以下原则。

1. 少食多餐

以每天8~10餐开始为宜，术后1月左右逐渐改为5~6餐，3~6个月后逐渐改为3~4餐。因各人情况不同，没有绝对标准，主要根据食后是否不适来决定每次进餐量和间隔时间。

2. 多食蛋白质丰富食物

术后初期应按照如下顺序调理进食：

（1）无渣清流食。

（2）少渣流食。

（3）半流食。

（4）软食。

（5）普食。

流质饮食以米汤、蛋汤、菜汤、藕粉、肠内营养制剂、奶、蛋白粉为宜。半流食应选高蛋白、高热量、高维生素、低脂肪、新鲜易消化食物。动物性蛋白最好来源是鱼类，也可食蛋羹、酸奶；植物性蛋白以豆腐为佳。进普食后，应多食蔬菜、水果。

3. 少食甜食和脂肪

应避免摄入大量过甜食物引起不适。脂肪供能不超总能量35%，少食畜肉脂肪，应食易消化吸收的脂肪，如植物油、奶油、蛋黄等。

4. 食物禁忌

（1）忌食冰冷、过烫食物。

（2）忌辛辣刺激性强的调味品。

（3）忌饮烈酒、浓茶等刺激性饮料。

（4）避免过于粗糙食物，如油炸食物。

5. 预防贫血

胃癌次全切除尤其全胃切除后，易发生缺铁性贫血，因此可适当食用瘦肉、鱼、虾、动物血、动物肝以及大枣、绿叶菜、芝麻酱等富含蛋白质与铁质的食品。

6. 细嚼慢咽

术后胃研磨功能减弱，对于较粗糙不易消化的食物，应细嚼慢咽。

2.28 什么是慢性结肠炎？

慢性结肠炎是一种慢性、反复性、多发性疾病，好发于结肠、乙状结肠和直肠（图2-5）。各种致病原因导致肠道的炎性水肿、溃疡、出血等病变。根据致病原因可分为特异性结肠炎和非特异性结肠炎。

慢性结肠炎起病缓慢，症状可呈持续性，或者呈活动与静止交替性。患者可出现便秘或腹泻，排便次数增多或排便困难，便中带血或大量黏液，偶有里急后重现象，伴左下腹隐痛。全身表现呈慢性消耗症状，体重

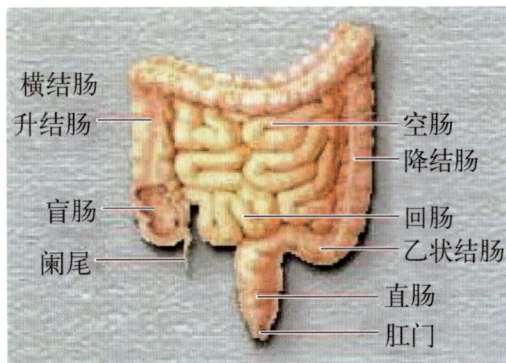

横结肠
升结肠
空肠
降结肠
盲肠
回肠
阑尾
乙状结肠
直肠
肛门

图2-5 肠的分布与构成

下降，消瘦，面色苍白，精神不振，四肢乏力，喜温怕冷。急性期，有发热以及脱水、酸中毒或休克等表现。在常规药物治疗后症状

可缓解，停药后容易复发。

2.29　为什么炎性肠病应积极治疗？

炎性肠病简称IBD，是一种特殊的慢性肠道炎症性疾病，主要包括克罗恩病（CD）和溃疡性结肠炎（UC）。临床上，炎性肠病患者会表现为反复的腹痛、腹泻、黏液血便，甚至出现各种全身并发症如视物模糊、关节疼痛、皮疹等。

本病经治疗可好转，也可自行缓解。但多数患者反复发作，迁延不愈，可出现各种并发症，如中毒性巨结肠、直肠结肠癌变、肠大出血、肠穿孔、肠梗阻、瘘管、炎性息肉等。

国外有报道说，炎性肠病起病20年和30年后癌变率分别为7.2%和16.5%，最终需要手术治疗。因此，对于炎性肠病早期应该积极治疗，内科治疗无效时也可考虑手术治疗，防患于未然，无疑是一种明智之举。

2.30　何谓肠易激综合征？

肠易激综合征，简称IBS，是一种以腹痛或腹部不适伴排便习惯改变为特征的功能性肠病。本病是最常见的一种功能性肠道疾病，在普通人群进行问卷调查，有IBS症状者欧美报道为10%~20%，我国北京和广州的报道分别为7.3%和5.6%。患者以中青年居多，50岁以后首次发病少见。男女比例约1∶2。

几乎所有IBS患者都有不同程度的腹痛。部位不定，以下腹和左下腹多见，多于排便或排气后缓解，无进行性加重，夜间睡眠中痛醒者极少。腹泻多呈稀糊状，也可为成形软便或稀水样；可有排便较急迫或排便不尽感；粪便多带有黏液，绝无脓血；部分患者腹泻与便秘交替，粪便干结，可呈羊粪状；也有患者伴有明显的失眠、焦虑、抑郁等神经精神症状；体格检查常无阳性发现，可在相应部位有轻压痛，部分患者可触及腊肠样肠管、直肠指检可感到肛门痉挛、张力较高，可有触痛。

2.31　什么是胃镜？哪些人需要做胃镜？

胃镜是一种医学检查方法，也是指这种检查使用的器具。它借助一条纤细、柔软的管子伸入胃中，医生可以直接观察食道、胃和十二指肠的病变，尤其对微小的病变更容易观察（图2-6）。

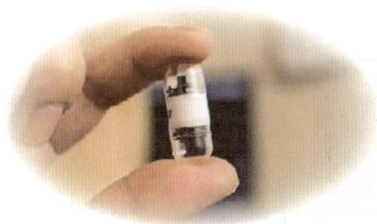

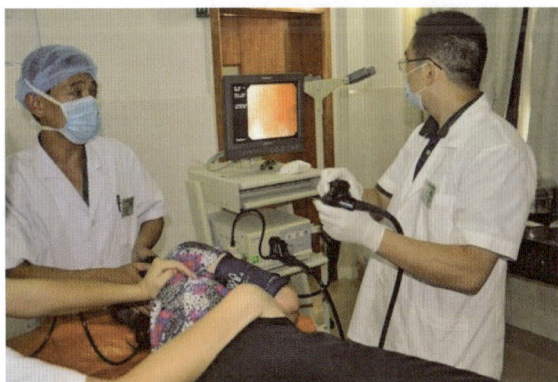

图2-6　胃镜检查

胃镜检查能直接观察到被检查部位的真实情况，更可通过对可疑病变部位进行病理活检及细胞学检查，以进一步明确诊断，是上消化道病变的首选检查方法。也是诊断胃肠疾病最好的办法，为临床金标准。

哪些人需要做胃镜呢？

（1）消化性溃疡患者。

（2）胃炎患者。

（3）具有厌食、腹胀等消化不良症状的患者。

（4）胃癌、食管癌家族史的患者。

2.32 什么是结肠镜检查？结肠镜检查适用于哪些人？

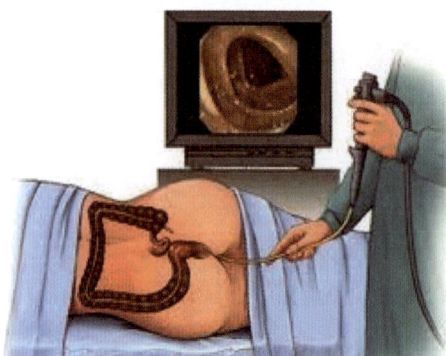

图2-7 结肠镜检查

结肠镜检查是医生用来检查大肠及结肠内部病变的一种诊断方式（图2-7）。结肠镜是一支细长可弯曲的仪器，直径大约1厘米，结肠镜通过肛门进入直肠，直到大肠，可让医生观察到结肠和大肠的内部情况。

电子结肠镜检查的适应证相当广泛，凡属于下列情况而无禁忌证时均可行电子结肠镜检查：

（1）原因不明的下消化道出血。

（2）原因不明的慢性腹泻。

（3）原因不明的腹部肿块，不能排除大肠及回肠末端病变者。

（4）原因不明的中下腹疼痛。

（5）疑有良性或恶性结肠肿瘤，经X线检查不能确诊者。

（6）疑有慢性肠道炎症性疾病。

（7）钡剂灌肠或肠系检查发现异常，需进一步明确病变的性质和范围。

（8）结肠癌手术前确定病变范围，结肠癌、息肉术后复查及疗效随访。

（9）原因不明的低位肠梗阻。

2.33 做胃镜和肠镜对胃肠道会造成损伤吗?

做胃镜和肠镜一般不会造成胃肠道损伤，有些患者做完内镜检查之后无特殊反应，一部分患者会有不同程度的不适，如胃镜术后可有咽喉部不适或疼痛，或出现声音嘶哑。在短时间内会有好转，不必紧张，可用淡盐水含漱或服用咽喉片。还可能会有恶心、呕吐感，此时不要立即下床，以免晕倒。

由于做胃镜需要禁食，让胃在做检查时处于排空状态，因此窥镜在进入胃之后要对胃进行充气，检查完之后，有些人无特殊反应，而有些人会有疼痛感。这种疼痛一般1~2小时会消失，如果疼痛持续时间较长，可咨询医生进行对症处理。

做完肠镜短时间内因空气积聚于大肠内，患者可能会有腹胀不适，但数小时后会渐渐消失。如腹胀明显，可咨询医生，以便及时对症处理。

2.34 做肠镜检查时选择"无痛肠镜"，是否就是上麻药?

无痛肠镜又称镇静清醒胃肠镜。主要是通过药物引起中枢抑制，从而使患者安静、不焦虑、遗忘、行动迟缓；它可提高患者的耐受力,降低应激反应,从而消除恐惧感和不适感,使内镜检查与治疗操作得以顺利进行。整个检查过程患者呈清醒状态,能进行语言交流和配合检查,具有并发症少、恢复快等优点。

2.35 对患有慢性胃炎或慢性肠炎的患者,两次内镜检查之间宜间隔多少时间?

一般来说,慢性浅表性胃炎和单纯轻度慢性萎缩性胃炎预后是良好的。慢性萎缩性胃炎曾被认为是胃癌癌前病变,这种说法是不确切的。但萎缩性胃炎与胃癌确有一定关系。

因此,慢性萎缩性胃炎需要定期做胃镜复查:

（1）不伴胃黏膜肠化和不典型增生的患者可1~2年做一次内镜和病理检查。

（2）活检发现有中重度萎缩伴肠化的患者可1年左右随访1次。

（3）伴胃黏膜轻度不典型增生的患者,需要密切随访,根据内镜和临床症状可每半年复查1次。

（4）重度不典型增生者需立即复查胃镜,必要时手术治疗或内镜下局部治疗。

对于慢性肠炎肠镜复查间隔时间,单纯的炎性改变一般1~2年复查1次,有恶变倾向或高度怀疑恶变者,应密切随访,可3~6个月复查1次肠镜或根据临床症状和病情发展决定复查时间。

2.36 什么是肠梗阻?

肠内容物不能正常运行、顺利通过肠道,称为肠梗阻（intestinal obstruction）,通俗地讲就是肠道不通畅。这里肠道通常是指小肠

（空肠、回肠）和结肠（升结肠、横结肠、降结肠、乙状结肠），急性肠梗阻是最常见的外科急腹症之一。

肠梗阻不但可引起肠管本身解剖与功能上的改变，并可导致全身性生理上的紊乱，临床病症复杂多变。由于种种原因，死亡率仍较高，为5%~10%；若再发生肠绞窄，死亡率可上升到10%~20%。

2.37 引起机械性肠梗阻的病因有哪些？

按肠梗阻发生的基本原因可以分为三类：机械性肠梗阻、动力性肠梗阻、血运性肠梗阻。

在肠梗阻中机械性肠梗阻（mechanica lintestinal obstruction）最常见。它是由于各种原因引起肠腔变狭小，使肠内容物通过发生障碍。具体病因包括：

（1）肠腔堵塞，如粪块、大胆石、异物等。

（2）肠管受压，如粘连带压迫、肠管扭转、嵌顿或受肿瘤压迫等。

（3）肠壁病变，如肿瘤、先天性肠道闭锁、炎症性狭窄等。

2.38 哪些原因会引起动力性肠梗阻？

动力性肠梗阻是由于神经反射或毒素刺激引起肠壁肌功能紊乱，使肠蠕动丧失或肠管痉挛，以致肠内容物不能正常运行，但无器质性的肠腔狭窄。常见的如急性弥漫性腹膜炎、腹部大手术、腹膜后血肿或感染引起的麻痹性肠梗阻（paralytic ileus）。痉挛性肠梗阻甚少见，可见于如肠道功能紊乱和慢性铅中毒引起的肠痉挛。

2.39 引起血运性肠梗阻的原因是什么？

血运性肠梗阻是由于肠系膜血管栓塞或血栓形成，使肠管血运障碍，继而发生肠麻痹而使肠内容物不能运行。随着人口老龄化，动脉硬化等疾病增多，现已不属少见。

2.40 肠梗阻有哪些主要表现？

肠梗阻最主要的临床症状是腹痛、呕吐、腹胀、停止排气排便四大症状。简言之就是痛、吐、胀、闭。

1. 腹痛

常常为阵发性腹绞痛。腹痛发作时患者常自感腹内有气体窜行，听到高亢肠鸣音。如果腹痛转为持续性剧烈腹痛，应警惕绞窄性肠梗阻。

2. 呕吐

高位梗阻（主要指十二指肠和空肠近侧）呕吐出现较早、较频繁；低位梗阻呕吐出现较晚，呕吐物有粪臭味。

3. 腹胀

梗阻越完全，部位越低，腹胀越明显。闭袢型肠梗阻常表现出不对称性腹部膨胀。

4. 停止排气、排便

肠梗阻因为肠内容物运送受阻，不能排出体外，故肛门停止排气排便。但必须注意，梗阻部位远端的肠内容物仍可由蠕动下送。因此，即使完全梗阻，在这些内容物排净之前，患者可继续有排气排便，只是在排净之后才不再有排气排便。当然，在不完全性梗阻，排气排便现象不会完全消失。

此外,肠梗阻的临床症状还有水、电解质和酸碱平衡紊乱,遇有绞窄性梗阻、肠坏死,可出现休克、腹膜炎和胃肠出血等表现。

2.41 肠梗阻的治疗原则是什么?

(1)纠正水、电解质、酸碱平衡失调。
(2)补充循环血量。
(3)降低肠内张力。
(4)使用抗生素,防治感染。
(5)解除梗阻原因,恢复肠道通畅。
(6)手术处理肠绞窄。
前4项目称为基础治疗。

2.42 肠梗阻基础治疗的具体内容是什么?

1. 胃肠减压治疗

胃肠减压目的在于抽出积聚在梗阻上端的气体和液体,降低肠内张力,有利于改善肠壁血循环,减轻全身中毒症状,改善呼吸、循环功能。有效的胃肠减压对单纯性肠梗阻和麻痹性肠梗阻可达到解除梗阻的目的,对于需要手术者也是一种良好的术前准备。

2. 液体治疗

液体治疗重点在于纠正水、电解质、酸碱平衡失调,肠绞窄时因丢失大量血浆和血液,故在适当补液后应输全血或血浆。

3. 营养支持治疗

可采用全胃肠外营养,也就是通过静脉途径输注身体所必需的营养液。若肠梗阻解除和肠功能恢复,最好尽早口服。不能进正常饮食的患者，可进些素食。

4. 抗生素治疗

肠梗阻时，在梗阻上端肠腔内细菌可迅速繁殖。肠梗阻患者应使用针对需氧病菌和厌氧病菌的抗生素。

2.43　哪些肠梗阻患者适合于手术治疗？

各种类型的绞窄性肠梗阻、肿瘤及先天性肠道畸形引起的肠梗阻，以及非手术治疗无效的患者，适应手术治疗。

由于急性肠梗阻患者的全身情况常较严重，所以手术的原则和目的是：在最短手术时间内，以最简单的方法解除梗阻或恢复肠腔的通畅。

具体手术方法要根据梗阻的病因、性质、部位及患者全身情况而定。手术大体可归纳为下述四种：

（1）解决引起梗阻的原因如粘连松解术。

（2）肠切除肠吻合术。

（3）短路手术。

（4）肠造口或肠外置术。

2.44　哪些肠梗阻患者适合非手术治疗？

非手术治疗主要适用于单纯性粘连性（特别是不完全性）肠梗阻，麻痹性或痉挛性肠梗阻，蛔虫或粪块堵塞引起的肠梗阻，肠结核等炎症引起的不完全性肠梗阻，肠套叠早期等。在治疗期间，必须严密观察，如症状、体征不见好转或反有加重，即应手术治疗。

2.45　如何预防肠梗阻?

1. 预防机械性肠梗阻

治疗原发病(如：小儿先天性肠狭窄、肠壁肿瘤、肠石、蛔虫团、腹外疝嵌顿等),防止病情进展,出现肠梗阻。

2. 预防粘连性肠梗阻

多继发于腹腔手术后,腹膜炎、损伤、出血等,因此术后尽可能早期下床活动,很有必要。有报道在腹腔内放置透明质酸钠等可以减少肠粘连的发生。

2.46　什么是乙状结肠扭转?

结肠襻以其系膜为固定点沿系膜的长轴旋转所致的肠腔部分或完全闭塞,称为肠扭转。扭转一般呈顺时针方向,扭转在180°以上时即可发生梗阻。轻度扭转可以不到1周(360°),重者可达2~3周。发病后一方面可以出现肠腔狭窄和梗阻,另外可因系膜血管受压而发生绞窄。各游离的肠段均可发生扭转,文献报道结肠扭转在我国约占肠扭转发病率的20%,其中的多数(90%)发生于乙状结肠襻,仅次于小肠,肠扭转可发生于任何年龄,但以老年人更多见。男性多于女性,男女发病率约2:1。

2.47　乙状结肠扭转病因有哪些?

1. 解剖因素

乙状结肠过长,而乙状结肠系膜附着处又短窄,近侧和远侧两侧肠管接近,肠襻活动度大这是容易发生扭转的解剖基础。

2. 病理因素

在上述解剖因素的基础上，如盆腔发炎、粘连、瘢痕形成，使乙状结肠系膜根部短缩。肠壁或肠系膜内有肿大淋巴结、肿瘤囊肿等，可能是形成扭转的诱因。

3. 结肠动力改变

饱餐食物内纤维残渣过多、大便秘结、肠内蛔虫团、先天性巨结肠等，可使肠袢的本身重量增加，由于重力关系，体位姿势突然改变，容易发生扭转。滥用泻剂、精神病患者、腹部外伤可使肠蠕动亢进；长期卧床的老年人、低钾血症等又多有肠麻痹。实践证明，肠动力异常变化与肠扭转有密切关系。

2.48　乙状结肠扭转有哪些主要表现？

乙状结肠扭转者多有慢性便秘史。以腹痛和进行性腹胀为主要的临床表现。根据其发病的缓急可分为亚急性型和急性暴发型。

亚急性型较为常见，占乙状结肠扭转的75%~85%，多为老年患者。发病缓慢，过去有不规则腹痛发作史和经排便排气后腹痛消失的病史。主要症状为中下腹部的持续性胀痛阵发性加剧，无排便、排气；恶心、呕吐，但呕吐量少，晚期呕吐有粪臭味。进行性腹胀为其特点。

高龄患者或体质衰弱者，病程长时可有休克表现。

2.49　乙状结肠扭转为什么必须及时手术治疗？

肠扭转是一种较严重的机械性肠梗阻，常可在短时期内发生肠绞窄、坏死,死亡率为15%~40%,死亡的主要原因常为就诊过晚或治疗延误,一般应及时手术治疗。

2.50 乙状结肠扭转有哪些手术治疗方法?

1. 扭转复位术

将扭转的肠袢按其扭转的相反方向回转复位。复位后如果肠系膜血液循环恢复良好,肠管未失去生机,则还需要解决预防复发的问题。如果为移动性盲肠引起的盲肠扭转,可将其固定于侧腹壁;过长的乙状结肠可将其平行折叠,固定于降结肠内侧,也可行二期手术将过长的乙状结肠切除吻合。

2. 肠切除术

适用于已有肠坏死的病例,小肠应作一期切除吻合。乙状结肠一般切除坏死肠段后将断端作肠造口术,以后再二期手术作肠吻合术,较为安全。

早期乙状结肠扭转,可在乙状结肠镜明视下,将肛管通过扭转部进行减压,并将肛管保留2~3日。但此疗法,必须在严密观察下进行,一旦怀疑有肠绞窄,必须及时改行手术治疗。

2.51 什么是结肠癌?

结肠癌是胃肠道中常见的恶性肿瘤,以41~65岁发病率高。结肠癌起病隐匿,早期常无明显的临床表现,病情发展较慢,出现明显的症状时大多已到了中晚期,死亡率仅次于肺癌和肝癌,位居我国恶性肿瘤第三位。在我国近20年来尤其在大城市,发病率明显上升,且有结肠癌多于直肠癌的趋势。从病因看半数以上来自腺瘤癌变,从形态学上可见到增生、腺瘤及癌变各阶段以及相应的染色体改变。随着分子生物学技术的发展,同时存在的分子事件基因表达亦渐被认识,从而明确癌的发生发展是一个多步骤、多阶段及多基因参与的细胞遗传性疾病。

2.52 结肠癌的病因有哪些?

结肠癌病因虽未明确,但其相关的高危因素渐被认识,如过多的动物脂肪及动物蛋白饮食、缺乏新鲜蔬菜及纤维素食品、缺乏适度的体力活动等。遗传易感性在结肠癌的发病中也具有重要地位,如结肠癌患者中携带遗传性非息肉性结肠癌的错配修复基因突变的家族成员,应视为结肠癌的一组高危人群。有些病如家族性肠息肉病,已被公认为癌前期疾病;结肠腺瘤、溃疡性结肠炎以及结肠血吸虫病肉芽肿,与结肠癌的发生有较密切的关系。

2.53 结肠癌早期有哪些主要表现?

最早期可有腹胀、不适、消化不良等症状,其中右半结肠癌时,多为腹痛不适或隐痛。早期结肠癌的症状开始时可为间歇性,后转为持续性。

大便习惯的改变,也是属于早期结肠癌的症状表现之一。右半结肠癌表现为早期粪便稀薄,有脓血,排便次数增多;当结肠癌的癌肿继续增大影响到粪便的通过时,还可出现交替出现的腹泻与便秘。而左半结肠癌则多表现为排便困难,并随结肠癌的病情发展而不断加重。

2.54 结肠癌患者在腹部检查时能否摸到肿块？

结肠癌患者有的能摸到腹部包块，这是瘤体或与网膜、周围组织浸润的肿块。有的可随肠管有一定的活动度，晚期时肿瘤浸润严重，肿块可固定。

2.55 结肠癌有怎样的肠梗阻表现？

结肠癌的肠梗阻表现为不全性或完全性低位肠梗阻症状，如腹胀、腹痛、便秘或便闭。

结肠肿瘤的常见症状：体检可见腹隆、肠型、局部有压痛，并可闻及亢进的肠鸣音。左半结肠肠腔相对狭小，粪便至此已黏稠成形，且该部多为浸润型癌，肠腔环状狭窄，因此较早出现肠梗阻症状。

2.56 为什么结肠癌会有中毒症状？

中毒症状也是属于结肠癌的临床表现之一，由于结肠癌的肿瘤溃烂失血和毒素吸收，常可导致结肠癌患者出现贫血、低热、乏力、消瘦、浮肿等症状，其中尤以贫血、消瘦为著。右半结肠血运及淋巴丰富，吸收能力强，癌肿多为软癌，易溃烂、坏死致出血感染，因此以中毒症状为主。

2.57 结肠癌晚期有什么症状？

结肠癌晚期的症状有黄疸、腹水、浮肿等肝转移征象，以及恶病质、直肠前凹肿块、锁骨上淋巴结肿大等肿瘤远处扩散转移的表现。

2.58 结肠癌手术切除包括哪些范围？

结肠癌根治性手术切除范围须包括癌肿所在肠袢及其系膜、区域淋巴结。

1. 右半结肠切除术

适用于盲肠、升结肠、结肠肝曲的癌肿。

对于盲肠和升结肠癌，切除范围包括右半横结肠、升结肠、盲肠，包括长为15~20厘米的回肠末段，作回肠与横结肠端端或端侧吻合。对于结肠肝曲的癌肿，除上述范围外，须切除横结肠和胃网膜右动脉组的淋巴结。

2. 横结肠切除术

适用于横结肠癌。

切除包括肝曲或脾曲的整个横结肠以及胃结肠韧带的淋巴结组，行升结肠和降结肠端吻合。倘若因两端张力大而不能吻合，对偏左侧的横结肠癌，可切除降结肠，行升结肠、乙状结肠吻合术。

3. 左半结肠切除术

适用于结肠脾曲和降结肠癌。

切除范围包括横结肠左半、降结肠，并根据降结肠癌位置的高低切除部分或全部乙状结肠，然后作结肠间或结肠与直肠端端吻合术。

4. 乙状结肠癌的根治切除术

要根据乙状结肠的长短和癌肿所在的部位，分别采用切除整个乙状结肠和全部降结肠，或切除整个乙状结肠、部分降结肠和部分直肠，作结肠直肠吻合术。

2.59 结肠癌并发肠梗阻时怎样进行手术?

结肠癌并发急性肠梗阻的手术应当在进行胃肠减压、纠正水和电解质紊乱以及酸碱失衡等适当的准备后,早期施行手术。

右侧结肠癌作右半结肠切除一期回肠结肠吻合术。左侧结肠癌并发急性肠梗阻时,一般应在梗阻部位的近侧作横结肠造口,在肠道充分准备的条件下,再二期手术行根治性切除。

对肿瘤不能切除者,则行姑息性结肠造口。

2.60 如何预防结肠癌?

世界卫生组织提出了预防结肠癌的十六字方针,即"合理膳食、适量运动、戒烟限酒、心理平衡"。具体措施包括以下方面。

1. 定期检查

对大肠癌的高危人群,如40岁以上男性、家族性多发性肠息肉患者、溃疡性结肠炎患者、慢性血吸虫病患者及有大肠癌家族史的人应定期检查。

警惕大肠癌的信号及早期症状,如大便习惯改变,腹泻、便秘交替,大便带血或黑便,大便形状变扁变细等。

2. 改善饮食习惯

改变以肉类及高蛋白食物为主食的饮食习惯。少吃高脂肪性食物,特别是要控制动物性脂肪的摄入。合理安排每日饮食,多吃新鲜水果、蔬菜等含有丰富的碳水化合物及粗纤维的食物,适当增加主食中粗粮、杂粮的比例,不宜过细过精。

3. 防治肠道疾病

积极预防各种息肉、慢性肠炎(包括溃疡性结肠炎)、血吸虫病、慢性痢疾等，对于肠道息肉更应及早处理。另外，应积极治疗习惯性便秘，注意保持大便通畅。

4. 积极锻炼

寻找适合自己的锻炼方式，增强体质，提高免疫力，自我放松，缓解压力，保持良好的心态。

2.61 用于预防结肠癌的药物有哪些？

目前用于结肠癌预防的药物主要有：

（1）抗氧化剂：包括维生素C和维生素E、β_2胡萝卜素、叶酸等。

（2）非甾体类抗炎药：这类药物已经被证实能够抑制结肠癌的发生。有研究表明，阿司匹林和非甾体类抗炎药具有减少结肠癌发病的作用。

（3）其他正在研究的有关药物。

包括过氧化酶增殖物活化受体配体、二甲亚砜（DFMO）、钙剂（结合胆酸）、维生素D、表皮生长因子受体抑制剂、酪氨酸激酶抑制剂、血管内皮生长因子抑制剂、基质金属蛋白酶抑制剂等。

2.62 直肠癌的主要症状表现有哪些？

早期直肠癌无明显症状。癌肿破溃形成溃疡或感染时才出现症状。

进展期癌（中晚期）的患者出现腹痛、大便带血、大便变细及腹泻等症状。

直肠刺激症状，患者可有不同程度的便不尽感、肛门下坠感，有时出现腹泻。

肠腔狭窄症状癌肿侵犯致肠管狭窄,初时大便变形,变细,当造成肠管部分梗阻后,有腹痛、腹胀、肠鸣音亢进等不全性肠梗阻表现。

肿瘤侵犯膀胱、尿道时,可出现尿频、尿急、尿痛,排尿困难等;肿瘤侵犯阴道时可出现直肠阴道瘘,阴道流出粪液;肿瘤侵犯骶骨及神经时可出现骶尾部及会阴部剧烈疼痛;肿瘤侵犯压迫输尿管时可出现腰部胀痛;肿瘤还可压迫髂外血管出现下肢水肿。上述症状均提示肿瘤属较晚期。

肿瘤远处转移(肝脏、肺等)时,相应脏器可出现症状。如转移至肺时可出现干咳、胸痛等。

患者可出现不同程度的乏力、体重下降等症状。

2.63 治疗直肠癌的主要方法是什么?

手术切除仍然是直肠癌的主要治疗方法。术前的放疗和化疗可一定程度上提高手术疗效。

从外科治疗的角度,临床上将直肠癌分为低位直肠癌(距齿状线5厘米以内);中位直肠癌(距齿状线5~10厘米);高位直肠癌(距齿状线10厘米以上)。这种分类对直肠癌根治手术方式的选择有重要的参考价值。

2.64 切除直肠癌的手术方式有哪几种?

1. 局部切除术
适用于早期瘤体小、局限于黏膜或黏膜下层、分化程度高的直肠癌。手术方式主要有:经肛局部切除术、骶后径路局部切除术。

2. 腹会阴联合直肠癌根治术（Miles手术）

原则上适用于腹膜返折以下的直肠癌。切除范围包括乙状结肠远端、全部直肠、肠系膜下动脉及其区域淋巴结、全直肠系膜、肛提肌、坐骨直肠窝内脂肪、肛管及肛门周围3~5厘米的皮肤、皮下组织及全部肛门括约肌，于左下腹行永久性乙状结肠单腔造口。

3. 经腹直肠癌切除术（直肠低位前切除术、Dixon手术）

这是目前应用最多的直肠癌根治术，适用于距齿状线5厘米以上的直肠癌，亦有更近距离的直肠癌行Dixon手术的报道。但原则上是以根治性切除为前提，要求远端切缘距癌肿下缘2厘米以上。

4. 经腹直肠癌切除、近端造口、远端封闭手术（Hartmann手术）

适用于因全身一般情况很差，不能耐受Miles手术或急性梗阻不宜行Dixon手术的直肠癌患者。

2.65 放射疗法对直肠癌切除手术有什么作用？

放射疗法作为手术切除的辅助疗法有提高疗效的作用。术前的放疗可以提高手术切除率，降低患者的术后局部复发率。术后放疗仅适用于晚期患者、手术未达到根治的患者和术后局部复发的患者。

2.66 结直肠癌化疗的给药途径有哪些？

结直肠癌的辅助化疗或肿瘤治疗均以5-Fu为基础用药。给药途径有动脉灌注、门静脉给药、静脉给药、术后腹腔置管灌注给药及温热灌注化疗等，以静脉化疗为主。

2.67　什么是结直肠癌的综合治疗？

大肠癌的治疗以手术切除癌肿为首选,辅之以放射治疗、化学药物治疗及中医药治疗等;最近不少学者对早期大肠癌采用经内镜下切除治疗,也取得较好疗效。至于如何选择最佳方案,须依据不同的临床病理分期。经过大量的临床实践证明,Dukes′A期者,可予手术,不需化疗;Dukes′B期者,可予手术,术后予化疗,直肠癌尚可予放射治疗;Dukes′C期,结肠癌治疗可予手术,术后予化疗,直肠癌则可手术前或术后放射治疗,并予化疗;Dukes′D期,以放疗、化疗、中药、免疫治疗为主,手术仅为姑息切除或对症处理。

2.68　结直肠癌综合治疗对提高患者的5年生存率有何意义？

（1）手术治疗:是根治结、直肠癌的最有效的方法,凡适合手术的患者,应及早行手术切除治疗。

（2）化学药物治疗:大肠癌根治术后,仍有50%的病例复发和转移。因此术前、术后化疗有可能提高根治术后5年生存率,抗癌药物首选氟脲嘧啶,其次为丝裂霉素和阿霉素。

（3）放射治疗:术前放疗,可缩小肿瘤,提高切除率,术后放疗,可杀死残留的肿瘤细胞。单纯放疗,仅用于晚期直肠癌病例,有止血、镇痛、延长存活期的作用。

（4）内镜下治疗:对于早期黏膜层癌,可内镜下切除,晚期肿瘤,可在内镜下放置支架,以防狭窄及梗阻。

（5）中医中药治疗:可作为辅助及支持治疗,改善症状,延长生存期。

2.69　对直肠癌还有哪些治疗方法？

其他治疗方法正进行着非常广泛的研究，如基因治疗、靶向治疗、免疫治疗等。靶向治疗已显现出良好的临床应用前景。低位直肠癌形成肠腔狭窄且不能手术者，可用电灼、液氮冷冻和激光凝固、烧灼等局部治疗或放置金属支架，以改善症状。

2.70　直肠癌应该如何预防？

直肠癌病因尚不完全明确，目前还没有特殊的预防措施，为了减少癌变机会和早期发现患者，早期治疗，我们建议：

（1）积极防治直肠息肉、肛瘘、肛裂、溃疡性大肠炎及慢性肠道炎症的刺激；对多发性息肉、乳头状息肉，一旦诊断明确应早期手术切除，以减少癌变的机会。

（2）饮食宜多样化，养成良好的饮食习惯。不偏食，不挑食，不要长期食用高脂肪、高蛋白饮食，经常吃些含有维生素和纤维素的新鲜蔬菜，可能对预防癌症有重要作用。

（3）防止便秘，保持大便通畅。

（4）高度重视定期的防癌普查工作，随时注意自我检查，提高警惕性，发现"警戒信号"后，及时进行诊治，做到早发现，早治疗，以提高直肠癌的生存率。

2.71　什么是老年人急性阑尾炎？

随着社会老龄人口增多，老年人急性阑尾炎的发病率也相应升高。因老年人对疼痛感觉迟钝，腹肌薄弱，防御机能减退，所以主诉不强烈,体征不典型,临床表现轻而病理改变却很重,体温和白细胞升高均不明显,容易延误诊断和治疗。又由于老年人动脉硬化,阑尾动脉也会发生改变,易导致阑尾缺血坏死。加之老年人常伴发心血管病、糖尿病、肾功能不全等,使病情更趋复杂严重。一旦诊断应及时手术,同时注意处理伴发的其他内科疾病。

2.72 什么是胃肠息肉?

息肉是指从黏膜表面突出的异常生长的组织,未确定病理性质前通称为息肉,一般来说,息肉是由于起源于黏膜的细胞生长聚集形成的。它是一种良性病变,不是癌肿,不会危及生命。

生长在胃内的息肉称之为胃息肉,是临床常见疾病,绝大部分胃息肉是在上消化道内镜检查中偶然发现的。

肠息肉系结肠和直肠隆起性病变的总称,从广义上来讲,任何突出于肠腔内的隆起性病变都可称为息肉,但通常所指的息肉,仅仅是黏膜局限性隆起。结肠息肉好发部位以直肠与乙状结肠为主。

2.73 胃肠息肉是否需要手术摘除?

胃息肉的治疗原则是:对于有症状的息肉,应该予以治疗;对于无症状的息肉,也是临床绝大部分息肉,主要根据是否有癌变倾向决定治疗方法。一般有癌变倾向的腺瘤性息肉,原则上应该切除,而增生性息肉,炎性息肉等则无需特殊治疗,观察随访就可以了。胃息肉的治疗方法主要为通过内镜或者手术的方法予以切除。

肠息肉治疗原则：平时最多见的息肉是炎症性和腺瘤性两种。前者与大肠炎症反应有关，后者则由于结肠黏膜表面细胞更新的不平衡引起。炎症性息肉在炎症治愈后可自行消失；对腺瘤性息肉，我们必须提高警惕，它一般不会自行消失，长时间存在于肠腔内，可发生恶变。检出息肉和确定其病变性质的最有效措施是定期进行结肠镜检查。炎症性息肉，一般无须特殊处理，每隔1~2年作一次结肠镜即可。小的腺瘤性息肉，可通过肠镜下电凝方法直接切除，较大的有蒂息肉（一般直径大于2厘米），可在肠镜下先用金属钛或尼龙线结扎其根部，然后用电凝切除。

2.74 哪些疾病会引起慢性腹泻？

慢性腹泻指病程在2个月以上的腹泻或间歇期在2~4周内的复发性腹泻。

引起慢性腹泻的疾病有：

1. 胃肠道疾病

包括胃癌、萎缩性胃炎、胃切除术后、慢性菌痢、肠结核、肠易激综合征、肠道菌群失调、溃疡性结肠炎、克罗恩病、结肠息肉、结肠癌、Whipple病、结肠血吸虫病等。

2. 肝、胆、胰疾病

包括慢性肝炎、长期阻塞性黄疸、肝硬化、慢性胰腺炎、肝癌、胆管癌、胰腺癌、APUD瘤等。

3. 全身性疾病

包括甲亢、糖尿病、尿毒症、系统性红斑狼疮、结节性多动脉炎、混合性风湿免疫病、动脉粥样硬化、食物过敏、慢性肾上腺皮质功能减退、甲状旁腺功能减退、腺垂体功能减退、烟酸缺乏等。

2.75 什么是痔?

痔是最常见的肛肠疾病。任何年龄都可发病,但随年龄增长,发病率增高。包括内痔、外痔和混合痔。

痔疮是一种慢性疾病,是指肛门直肠底部及肛门黏膜的静脉丛,发生曲张而形成的一个或多个柔软的静脉团。通常当排便时持续用力,造成此处静脉内压力反复升高,静脉就会肿大。

妇女在妊娠期,由于盆腔受压迫,阻碍血液循环,常会发生痔疮。许多肥胖者也会罹患痔疮。

2.76 内痔有哪些主要表现?

内痔的主要临床表现是出血和脱出。无痛性间歇性便后出鲜血是内痔的常见症状。未发生血栓、嵌顿、感染时内痔无疼痛,部分患者可伴发排便困难,内痔的好发部位为截石位3、7、11点。

内痔的分度如下:

(1)Ⅰ度:便时带血、滴血或喷射状出血,便后出血可自行停止,无痔脱出。

(2)Ⅱ度:常有便血,排便时有痔脱出,便后可自行还纳。

(3)Ⅲ度:偶有便血,排便或久站、咳嗽、劳累、负重时痔脱出,需用手还纳。

(4)Ⅳ度:偶有便血,痔脱出不能还纳或还纳后又脱出。

2.77 外痔有哪些主要表现?

外痔主要临床表现是肛门不适、潮湿不洁,有时有瘙痒。如发生血栓形成及皮下血肿有剧痛。血栓性外痔最常见。结缔组织外痔（皮垂）及炎性外痔也较常见。

2.78　混合痔有哪些主要表现？

混合痔表现为内痔和外痔的症状同时存在。内痔发展到Ⅲ度以上时多形成混合痔。

混合痔逐渐加重，呈环状脱出肛门外，脱出的痔块在肛周呈梅花状，称为环状痔。脱出痔块若被痉挛的括约肌嵌顿，以至水肿、淤血甚至坏死，临床上称为嵌顿性痔或绞窄性痔。

2.79　为什么痔会造成贫血？

痔疮病发导致人体内的铁元素不断丢失，若长期便血，丢失大量的铁，使体内含铁总量低于正常，能引起缺铁性贫血。缺铁性贫血早期可以没有症状或症状轻微，贫血较重或进展较快时，则会出现面色苍白、倦怠乏力、食欲不振、心悸、心率加快和体力活动后气促、浮肿等，一些患者可出现神经系统症状如易激动、兴奋、烦躁等。

2.80　什么叫嵌顿痔？

痔疮的另一个主要症状是内痔脱出，脱出于肛门外的内痔受到括约肌的夹持，静脉回流受阻而动脉血仍不断输入，使痔核体积增大直至动脉血管被压闭，血栓形成出现痔核，变硬疼痛难以送回肛门内，传统的看法称"绞窄性内痔"。但临床所见外痔形成血栓的更多见，多伴有疼痛。当痔核脱出不能送回时亦称为"嵌顿痔"，长时间的痔核嵌顿还会出现病变。

2.81 痔核嵌顿有什么危害？

1. 坏死

痔核嵌顿于肛门外，由于一系列的病理改变使局部代谢产物积聚，进一步加重了肛门局部水肿，加重了痔核的嵌顿。这是一种恶性循环，内痔嵌顿日久必然出现坏死，此时的坏死常局限在痔核的黏膜部分，但亦有侵犯人体其他部位的情况。

2. 感染

痔核嵌顿后，多有不同程度的感染患者出现里急后重、肛门坠胀感明显等症状，此时感染多局限在肛门局部，如果强力复位容易使感染扩散，引起黏膜下肛周或坐骨直肠窝脓肿。国外曾有报道因痔核嵌顿伴发的致死性门静脉败血症。

2.82 痔反复发作的原因有哪些？

1. 饮食习惯不良

由于生活水平的日渐提高，很多人平时所吃的食物太过精细，无法补充身体所需的一些维生素；经常性地吃些辛辣、油腻等刺激性的食物，如辣椒、辣酱、胡椒等，刺激肠胃。

2. 个人卫生不良

痔疮位于肛门处，而肛门处是粪便排出的通道，容易受到细菌的感染，如果每天都不对肛门处进行清洗，肛门周围就会滋生大量的病毒和细菌，引发各种炎症，引起其他并发症的发生。

3. 缺乏运动

长时间地坐着、站着，缺乏运动，容易造成肛门处的血液无法正常流通，使得痔疮反复发作，加上身体抵抗力的下降，使得其他疾病趁虚而入，给患者的身心带来了严重的伤害。

4. 排便习惯不良

很多人都会在大便的时候看书、看报甚至用手机打游戏来打发时间，一玩就忘记时间，使得排便时间过长，而导致腹部压力过大，静脉血液无法正常流通，而导致痔疮的出现。

2.83 痔疮手术前后，患者应注意哪些问题？

1. 术前准备

（1）思想方面：调整好精神状态，解除一切顾虑，消除紧张情绪，确立战胜疾病的信念。

（2）饮食、生活方面：不需禁食者，手术前3天可保持正常的生活与饮食，需禁食者应控制饮食。不要吸烟喝酒，不吃辛辣刺激性食物，并注意适当休息，保持充足的睡眠。

（3）身体方面：预防感冒，保持良好的身体状态。成年女性必须待月经干净后才能手术。有习惯性便秘者，手术前应调整好排便，以免因手术后排便困难而增加痛苦。有高血压、糖尿病及心脏病史的患者，术前要及时与医生沟通，以便医生做出相应处理。

（4）肠道与皮肤方面：手术前充分配合医生和护士，采用清洁灌肠方法或通过自行排便方法排空肠道内的粪便，用肥皂水洗净肛门部位。

（5）戒烟、戒酒：长期嗜烟及饮酒的患者，对麻醉药物不甚敏感,麻醉效果可能不太理想,影响手术效果。为使手术过程顺利,患者应自觉戒烟、戒酒。

2. 术后注意事项

(1)大便后坚持用温水坐浴清洗:大便后用温水坐浴不仅可以缓解疼痛症状,还可以清洁肛门,减少细菌的感染,促进创口的愈合。

(2)手术后活动也要注意:术后1周内尽量卧床静养,可有适度活动。促进伤口愈合。术后3月内不要进行剧烈活动,以免使愈合伤口再次破裂。

(3)良好的饮食习惯:痔疮术后忌辛辣、油腻等刺激性的食物,干硬的食物少吃,日常饮食要以清淡食物为主,多吃水果和蔬菜,多喝水等,有助于排便。

(4)保持大便的通畅:痔疮术后24小时内尽量避免排便,因为术后过早排便,容易感染伤口,引起一些并发症,增加患者的痛苦。如果出现严重的便秘,可以在排便前温水坐浴,使肛门括约肌松弛,缓解粪便对肛门的刺激,减轻患者的疼痛。

另外,还有患者在术后第一次排便的时候常常会有少量鲜血,这属于正常现象。

2.84 为什么说便秘对老年人的危害特别大?

便秘情况较为普遍,症状轻重不一,许多人不重视,认为便秘不是病,不用治疗,但实际上便秘的危害很大。

(1)便秘在结肠癌、肝性脑病、乳腺疾病、早老性痴呆的发生中起重要作用。

(2)便秘可导致急性心肌梗死、脑血管意外患者出现生命意外。

(3)部分便秘和肛肠疾病,如痔、肛裂等有密切的关系。

因此，早期预防和合理治疗便秘将会大大减轻其带来的严重后果，改善生活质量，减轻社会和家庭负担。

2.85 洗肠排毒能否治愈便秘？

洗肠并无治疗便秘的功效，仅仅是一次比较彻底的通便而已。经常洗肠，还会导致很多后遗症。洗肠时，通过一次性大容量地向大肠灌水，有利于大便排出，但这只能获得暂时效果，并没有彻底治疗作用。便秘牵涉到很多问题，主要是大便习惯的培养，这不是一两次通便所能解决的。

便秘的防治在于建立合理的饮食和生活习惯。养成定时排便的习惯，可晨起饮用凉开水促进排便，避免抑制便意；平时多食用含纤维素多的食物和多饮水，避免久坐不动、多做放松性运动；调节好情绪和心理状态。有报警症状时应进行相关检查。对于部分慢性便秘者短时间的药物辅助治疗是必须的，有助于正常排便反射的重建。

2.86 怎样预防便秘，保持排便通畅？

（1）避免进食过少或过于精细、缺乏残渣、对结肠运动刺激小的食品。建议患者多喝水（每天进水1 500~2 000毫升）。

（2）避免排便习惯受到干扰：由于精神因素、生活规律的改变、长途旅行、过度疲劳等未能及时排便的情况下，易引起便秘。

（3）避免滥用泻药：滥用泻药会使肠道的敏感性减弱，形成对某些泻药的依赖性，造成便秘。

（4）合理安排生活和工作，做到劳逸结合。适当的文体活动，特别是腹肌的锻炼有利于胃肠功能的改善,对于久坐少动和精神高度集中的脑力劳动者更为重要。

（5）养成良好的排便习惯,每日定时排便,形成条件反射,建立良好的排便规律。睡醒及餐后结肠的动作电位活动增强,将粪便向结肠远端推进,故晨起及餐后是最易排便的时间。

（6）及时治疗肛裂、肛周感染、子宫附件炎等疾病,泻药应用要谨慎,不要使用洗肠等刺激较强的方法。

2.87 民间所说的"小肠气"是否是小肠疾病?

俗称"小肠气"的疾病在医学临床上称作疝,疝是腹壁疾病,指的是体内某个脏器或组织离开正常解剖部位,通过先天或后天形成的薄弱点、缺损或孔隙进入另一部位。

2.88 什么是腹股沟疝?

腹股沟区是前外下腹壁一个三角形区域,其下界为腹股沟韧带,内界为腹直肌外侧缘,上界为髂前上棘至腹直肌外侧缘的一条水平线。腹股沟疝是指发生在这个区域的腹外疝。

腹股沟疝分为斜疝和直疝两种。疝囊经过腹壁下动脉外侧的腹股沟管深环（内环）突出,向内、向下、向前斜行经过腹股沟管,再穿出腹股沟管浅环（皮下环）,并可进入阴囊,称为腹股沟斜疝。疝囊经腹壁下动脉内侧的直疝三角区直接由后向前突出,不经过内环,也不进入阴囊,称为腹股沟直疝。

斜疝是最多见的腹外疝,发病率占全部腹外疝的75%~90%;或占腹股沟疝的85%~95%。腹股沟疝发生于男性者占大多数,男女发病率之比约为15∶1；右侧比左侧多见。老年人常发生直疝。

2.89 腹股沟疝的发病原因有哪些？

引起腹股沟疝的原因很多，主要是腹部强度降低，以及腹内压力增高。老年人肌肉萎缩，腹壁薄弱，而腹股沟区更加薄弱，再加上血管、精索或者子宫圆韧带穿过，给疝的形成提供了通道。此外，老年人多有咳喘、便秘、前列腺增生导致的排尿困难等疾病，致使腹压升高，为疝的形成提供了动力。如果腹股沟区出现可复性包块，即站立、行走、咳嗽或劳动时出现，平卧休息时消失，就应该考虑腹股沟疝的可能。

2.90 腹股沟疝有哪些主要表现？

腹股沟斜疝的基本临床表现是腹股沟区有一突出的肿块。有的患者开始时肿块较小，仅仅通过深环刚进入腹股沟管，疝环处仅有轻度坠胀感，此时诊断较为困难；一旦肿块明显，并穿过浅环甚或进入阴囊，诊断就较容易。

腹股沟直疝常见于年老体弱者，其主要临床表现是当患者直立时，在腹股沟内侧端、耻骨结节上外方出现一半球形肿块，并不伴有疼痛或其他症状。直疝囊颈宽大，疝内容物又直接从后向前顶出，故平卧后疝块多能自行消失，不需用手推送复位。直疝绝不进入阴囊，极少发生嵌顿。疝内容物常为小肠或大网膜。膀胱有时可进入疝囊，成为滑动性直疝，此时膀胱即成为疝囊的一部分，手术时应予以注意。

2.91 腹股沟疝的手术治疗有哪些方法？

腹股沟疝如不及时处理，疝块可逐渐增大，终将加重腹壁的损坏而影响劳动力；斜疝又常可发生嵌顿或绞窄而威胁患者的生命。因此，除少数特殊情况外，腹股沟疝一般均应尽早施行手术治疗。

手术方法可归纳为下述三种：

（1）传统的疝修补术：手术的基本原则是疝囊高位结扎、加强或修补腹股沟管管壁。疝囊高位结扎术、加强或修补腹股沟管管壁、加强或修补腹股沟管前壁及加强或修补腹股沟管后壁等。

（2）无张力疝修补术：目前国际公认的是无张力疝修补技术，它包括开放术式和腹腔镜术式。

（3）经腹腔镜疝修补术。

2.92 哪些情况的腹股沟疝的患者可进行非手术治疗？

年老体弱或伴有其他严重疾病而禁忌手术者，白天可在回纳疝内容物后，将医用疝带一端的软压垫对着疝环顶住，阻止疝块突出。长期使用疝带可使疝囊颈经常受到摩擦变得肥厚坚韧而增加疝嵌顿的发病率，并有促使疝囊与疝内容物发生粘连的可能。

2.93 什么是股疝？

疝囊通过股环、经股管向卵圆窝突出的疝，称为股疝。股疝的发病率约占腹外疝的3%~5%，多见于40岁以上妇女。女性骨盆较宽大、联合肌腱和腔隙韧带较薄弱，以致股管上口宽大松弛而易发病。妊娠是腹内压增高的主要原因。

2.94 股疝的发病特点？

1. 发病率相对较低

股疝的发病率占腹外疝的3%~5%。

2. 多见于40岁以上妇女

女性骨盆较宽阔，联合肌腱及陷窝韧带常发育不全或变薄，导致股环宽大松弛，加上腹内压增高的诱因，使下坠的腹腔内脏经股环进入股管，自卵圆窝突出，故女性多见。

3. 容易发生嵌顿和绞窄

由于股管几乎是垂直向下的，疝内容物似直线状下坠，但一出卵圆窝后，却突转向前，形成一锐角。加以股环本身狭小，周围韧带坚韧，因此容易发生嵌顿和绞窄。在腹外疝中，股疝嵌顿者最多，高达60%。股疝一旦嵌顿，可迅速发展为绞窄性疝，应特别注意。

2.95 股疝有哪些临床表现？

疝块往往不大，常在腹股沟韧带下方卵圆窝处表现为一半球形的突起，通常如鸡蛋大小，少有鹅蛋大。质地柔软，平卧回纳内容物后，疝块有时不能完全消失，这是因为疝囊外有很多脂肪堆积的缘故。由于疝囊颈较小，咳嗽冲击感也不明显。一部分患者可在久站或咳嗽时感到患处胀痛，并有可复性肿块。由于本病缺乏典型的临床表现，容易误诊和漏诊也是本病的临床特点之一。无症状者尤其是肥胖的患者易被忽略，每于发生嵌顿或绞窄等并发症时才会就诊。疝嵌顿时临床表现多样，且与疝内容物类型有关。当大网膜嵌顿时，仅表现为股部痛性肿块，而无腹痛等其他症状，易误诊为腹股沟淋巴结炎。肠管壁嵌顿以腹痛腹胀、恶心呕吐为主要表现,易误诊为腹腔脏器疾患。若嵌顿肠壁坏死,多数患者肠内容物进入疝囊,表现为股部脓肿溃破后形成瘘;少数肠内容物流入腹腔则表现为腹膜炎。整个肠管嵌顿时,则表现为典型肠梗阻。因本病容易误诊和漏诊,还是建议患者到有经验的医疗中心就诊。

2.96 股疝的治疗方法有哪些?

股疝容易嵌顿,一旦嵌顿又可迅速发展为绞窄性。因此,股疝诊断确定后,应及时手术治疗。对于嵌顿性或绞窄性股疝,更应紧急手术。

1. 传统修补

传统手术方式有McVay修补法,此法不仅能加强腹股沟管后壁而用于修补腹股沟疝,同时还能堵住股环而用于修补股疝。

2. Plug网塞填充法

在腹股沟韧带下方卵圆窝处游离疝囊至颈部,将疝囊还纳后,把网塞从股管的外口置入,其外缘与股环周围的韧带组织缝合固定。

3. 腹膜前耻骨肌孔覆盖方法

在腹壁下动脉内侧切开腹横筋膜,显露出腹膜前间隙,将疝囊从股管前拉回,使其成为直疝,将疝囊完全还纳后,用PHS或MK补片置入腹膜前间隙,上层补片置入腹外斜肌腱膜下方。本手术能够覆盖"耻骨肌孔",可以修补斜疝、直疝与股疝。

4. 改良腹膜前修补

该术从股环外置入补片即能完成腹膜前修补。股疝的修补仍没有一个标准化的术式,术者应根据不同的"疝情"制定。

2.97　一些胃肠病会引起继发性腹膜炎，具体的病因有哪些？

1. 腹内脏器的急性穿孔与破裂

这是急性继发性化脓性腹膜炎最常见的原因。如胃、十二指肠溃疡急性穿孔。外伤造成的肠管、膀胱破裂，腹腔污染及经腹壁伤口进入细菌，可很快形成腹膜炎。急性胆囊炎，胆囊壁坏死穿孔，造成极为严重的胆汁性腹膜炎。

2. 腹腔内脏器炎症扩散

这也是急性继发性腹膜炎的常见原因，如急性阑尾炎、急性胰腺炎、女性生殖器官化脓性感染等，含有细菌的渗出液在腹腔内扩散引起腹膜炎。

3. 急性肠梗阻

肠套叠、肠扭转、嵌顿性疝、肠系膜血管栓塞或血栓形成等引起绞窄性肠梗阻后，因肠壁损伤，失去正常的屏障作用，肠内细菌可经肠壁侵入腹腔，产生腹膜炎。

4. 其他

如腹部手术中的腹腔污染、胃肠道、胆管、胰腺吻合口渗漏；腹前、后壁的严重感染也可引起腹膜炎。引起继发性腹膜炎的细菌主要是胃肠道内的常驻菌群，其中以大肠杆菌最为多见；其次为链球菌、变形杆菌等。一般都是混合性感染，故毒性较强。

2.98　急性腹膜炎的主要表现有哪些？

根据病因不同，腹膜炎的症状可以是突然发生，也可能是逐渐出现的。如空腔脏器损伤破裂或穿孔引起的腹膜炎发病较突然。而阑尾炎、胆囊炎等引起的腹膜炎多先有原发病症状，以后才逐渐出现腹膜炎表现。

1.临床症状

（1）腹痛是最主要的临床表现：疼痛的程度与发病的原因、炎症的轻重、年龄、身体素质等有关。疼痛一般都很剧烈，难以忍受，呈持续性。深呼吸、咳嗽、转动身体时疼痛加剧。患者多不愿改变体位。疼痛先从原发病变部位开始，随炎症扩散而延及全腹。

（2）恶心、呕吐：吐出物为胃内容物，有时带有胆汁，甚至棕褐色粪样内容物。

（3）其他症状：在空腔脏器急性穿孔产生弥漫性腹膜炎时，可出现休克。

2.体征

腹胀、腹式呼吸减弱或消失、腹部压痛、腹肌紧张和反跳痛是腹膜炎的标志性体征，尤以原发病灶所在部位最为明显。腹肌紧张的程度随病因和患者的全身状况不同而不同。腹胀加重是病情恶化的一项重要标志。腹腔内积液较多时可叩出移动性浊音。听诊时肠鸣音减弱，肠麻痹时肠鸣音可能完全消失。

2.99 急性腹膜炎有哪些治疗方法?

1.非手术治疗

对病情较轻，或病程较长超过24小时，且腹部体征已减轻或有减轻趋势者，或伴有严重心肺等脏器疾患不能耐受手术者，可行非手术治疗。非手术治疗也可作为手术前的准备工作。

术前需要做好如下准备。

（1）体位：一般取半卧位，有利于局限和引流。休克患者取平卧位或头、躯干和下肢各抬高约20°的体位。

（2）禁食、胃肠减压。

（3）纠正水、电解质紊乱。

（4）抗生素。

（5）补充热量和营养支持。

（6）镇静、止痛、吸氧。

2. 手术治疗

绝大多数的继发性腹膜炎需要及时手术治疗。手术适应证如下：

（1）经上述非手术治疗6~8小时后（一般不超过12小时），腹膜炎症状及体征不缓解反而加重者。

（2）腹腔内原发病严重，如胃肠道穿孔或胆囊坏疽、绞窄性肠梗阻、腹腔内脏器损伤破裂、胃肠道手术后短期内吻合口漏所致的腹膜炎。

（3）腹腔内炎症较重，有大量积液，出现严重的肠麻痹或中毒症状，尤其是有休克表现者。

（4）腹膜炎病因不明确，且无局限趋势者。

2.100 如何预防腹膜炎？

对可能引起腹膜炎的腹腔内炎症性疾病，及早进行适当的治疗是预防腹膜炎的根本措施。任何腹腔手术甚至包括腹腔穿刺等皆应严格执行无菌操作，肠道手术前应给予抗菌药物口服可减少腹膜炎的发生。饮食要有规律，避免吃生冷、刺激性食物；避免重体力劳动；保持心情舒畅；腹部不适时尽快就诊。

3

求诊指南

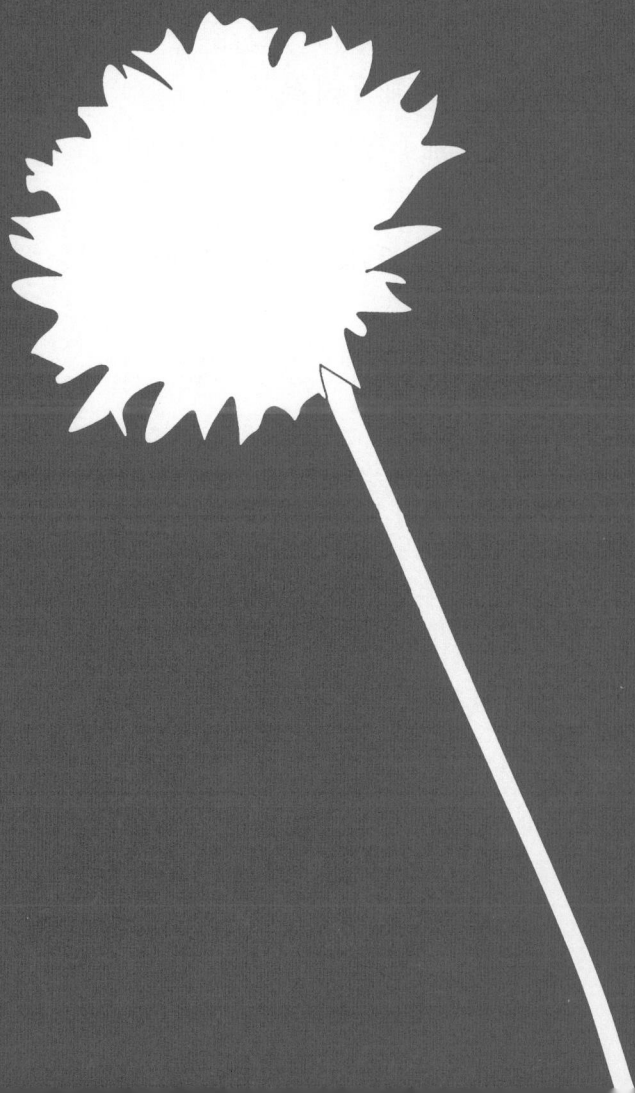

3.1 对号入座学会挂号

在看病之前患者应粗略地将自己的不适做一估计：

属哪方面哪个系统的疾病（医院分科也基本上是按系统和病种划分的）；可将表现出的症状按部位划分；对可能会采取的治疗手段应有所认识。比如说，对必须要通过手术才能治疗的疾病应挂外科号，对一些慢性劳损及损伤性疾病和危重疾病（如中风瘫痪）后恢复期的治疗应选择康复科或针灸科等。

下面将常见的症状按系统归类，对患者选择科室就医会有所帮助。

（1）心血管系统：胸闷、胸痛、心慌、憋气、气短、头晕、头痛、心律不齐、口唇指甲发紫、血压升高等。

（2）血液系统：出血（常见的有牙龈出血、皮下出血）、瘀斑、淋巴结肿大等。

（3）呼吸系统：咳嗽、喘促、咯痰、咯血、发热、胸痛、呼吸困难等。

（4）消化系统：胃疼、腹痛、恶心、呕吐、呕血、嗳气、反酸、黄疸、腹泻、便血等。

（5）泌尿系统：尿频、尿急、尿痛、腰痛、少尿、无尿、双下肢和眼睑浮肿等。

（6）内分泌系统：多饮、多食、多尿，怕热、多汗，有情绪、体形、体重改变。

（7）神经系统：头痛、呕吐、眩晕、抽搐、昏迷、肢体活动受限。

（8）外科：依靠手术或用外用药物等手段（有时还需要配合内服药物）进行治疗的病痛，可以根据患病部位挂相应的外科号就医，包括普通外科、胸外科、心脏外科、泌尿外科、肛肠外科、乳腺外科等。

3.2 什么情况下需要挂急诊

欲求助医院迅速给予诊断、治疗，需挂急诊。须指出，一些来势急、病情重、较危险的患者，才适宜挂急诊。

综合性大医院的急诊室一般设在门诊部明显易见之处，日夜均有醒目的标志。急诊室由领检台、诊断室、治疗室、观察室、抢救室等部门组成。担任急诊室工作的往往是业务能力强、有高度责任性的医护人员。

适宜挂急诊的范围通常包括以下几类：

（1）患急性发热性疾病，体温一般在38℃（腋下）以上者

有的患者全身症状明显，有一定痛苦，体温虽然不到38℃也可以急诊处理。

（2）严重喘息、呼吸困难者。

（3）各种急性出血患者。

（4）各种急性炎症造成痛苦者。

（5）昏迷患者。

（6）严重高血压或血压剧烈波动者；高血压脑病、脑血管意外患者。

（7）急性泌尿道疾患、尿闭、血尿、急性肾功能衰竭患者。

（8）急腹症患者。

（9）休克患者。

（10）癫痫发作者。

（11）急性外伤、烧伤者。

（12）急性中毒、意外事故（电击、溺水自缢等等）患者。

3.3　门诊就医注意事项

患者到医院门诊看病，从进门到离开，经过一个完整的过程，其中包括挂号、候诊、医生检诊、各种化验、X线及特殊检查、划价、交费、取药、治疗等环节。每个患者都希望尽快看上病，更希望诊断明确、治疗得当。门诊质量高低主要看能否早期确诊和及时合理的治疗。但是，门诊工作中普遍存在看病不细的问题。由于在单位时间内患者集中，流动量大，就诊时间短，给医生问诊和检查带来了一定的困难，组织协调不好，容易发生"三长一短"（挂号、候诊、取药等待时间长，就诊的时间短），使患者感到不方便，甚至给患者增加痛苦，有的还发生交叉感染。对于这些问题，各医院都在设法加以解决，尽量缩短候诊时间，简化手续，方便患者。除了医院改革管理之外，患者也应从下述几个方面给以配合。

3.3.1　作好必要的准备，情绪要力求镇定

不要过分紧张，不要胡思乱想，不要自己吓唬自己，要从行动上积极配合诊疗。

如是上午到医院看病，最好不吃早饭，这样，需要抽空腹血化验，做空腹B超检查、钡餐检查和胃镜等检查时，能当即进行，不必再来一次。做各种检查时，应严格按要求作准备，以免影响检查效果，如去B超室检查子宫、前列腺，一定要憋足尿去接受检查，这样显像效果才好。如果是腹泻或泌尿系统有病，自觉大小便不正常时，可以先用干净的小盒子、小瓶子留些大、小便带到医院检查。如系肛门、生殖系统疾病，最好在去医院前清洗局部。到口腔科看

牙病时,不要忘了先在家里刷牙。

以上是一些小常识。准备工作做得好,可以节约看病的时间,避免往返奔波。

3.3.2　既要遵守门诊秩序,也要灵活机动

正常的门诊程序有很多环节,都要耐心等待。当您挂了号,把病历交给诊断室的护士或医生之后,就应该安静地在诊室外候诊,不要走动,注意听护士或医生叫号,以免错过就诊时机。候诊或等候检查时,不要高声喧哗、吵闹,也不要拥挤在医生的身边,以免影响医生的诊察,尤其不要影响医生对心脏的听诊。同时也要灵活机动,尽量避开到患者拥挤的地方去长时间的等候,可以先到患者少的地方去检查。如果需要做两种检查,而两种检查的地方都等候了很多患者时,可同时分别将单子交检查室排队,哪边先轮到,就先到哪边去检查。

3.3.3　简明扼要准确地陈述病史

在去医院看病的路上,不妨仔细回忆自己发病的过程,简明扼要地向医生陈述。由于医生对每个患者的检诊时间有限,平均每诊察1名患者只有10分钟左右,在这么短时间内,要完成询问病史、检查记录、开检查单、开处方等内容,如果陈述病史没有重点,杂乱无章,会影响看病的质量。另外,当医生给您开了检查单去检查室进行检查时,一定要问清取检查报告的时间和地点。在复诊时,将结果交给医生,医生方能根据结果作出诊断,提出具体治疗意见。

3.3.4　注意防止交叉感染

到医院看病的人很多，其中有传染病患者，所以到医院看病要注意自我保护。呼吸道传染病患者到医院看病应戴口罩，这是一种文明道德的表现。看完病一定要洗净手方能进食，以防医院物品和化验、检查报告单上的病菌污染双手，感染疾病。

令人欣慰的是，目前许多医院越来越注意采取防止交叉感染的系列措施。如门诊大厅有一次性喝水杯，检查室有一次性床单，病房有一次性便器、面盒、饭碗，打针有一次性注射器，口腔科使用一次性口杯、弯盘等。使用一次性物品要收取费用时，患者应欣然同意，每次多出几元钱，就可避免交叉感染，这是值得的。

3.4　上海市部分二、三级医院一览表

上海市二、三级医院一览表

区	名　　　称	地　址	电　话	网　　　址
宝山	复旦大学附属华山医院（北院）	陆翔路518号	66895999	http://www.huashan.org.cn
宝山	上海交通大学医学院附属第三人民医院	漠河路280号	56691101	http://www.bghospital.cn
虹口	上海中医药大学附属岳阳中西医结合医院	甘河路110号	65161782	http://www.yueyangyy.com
虹口	上海交通大学附属上海市第一人民医院	海宁路100号	63240090	http://www.firsthospital.cn
黄浦	上海中医药大学附属曙光医院西院	普安路185号	53821650	http://www.sgyy.cn

（续表）

区	名　称	地　址	电　话	网　址
黄浦	上海交通大学医学院附属瑞金医院	瑞金二路197号	64370045	http://www.rjh.com.cn
黄浦	上海交通大学附属仁济医院（西院）	山东中路145号	58752345	http://www.renji.com
黄浦	上海交通大学医学院附属第九人民医院	制造局路639号	63138341	www.9hospital.com
黄浦	第二军医大学附属长征医院	凤阳路415号	81886999	http://www.shczyy.com
静安	复旦大学附属华山医院	乌鲁木齐中路12号	52889999	http://www.huashan.org.cn/
静安	复旦大学附属华东医院	延安西路221号	62483180	http://www.huadonghospital.com
静安	上海市眼病防治中心	康定路380号	62717733	http://www.shsyf.com
浦东	同济大学附属东方医院	即墨路150号	38804518	http://www.easthospital.cn
浦东	上海中医药大学附属曙光医院（东院）	张衡路528号	53821650	http://www.sgyy.cn
浦东	上海交通大学医学院附属仁济医院（东院）	东方路1630号	58752345	http://www.renji.com
普陀	同济大学附属同济医院	新村路389号	56051080	http://www.tongjihospital.com.cn
普陀	上海中医药大学附属普陀医院	兰溪路164号	62572723	http://www.sptdch.cn

（续表）

区	名　　称	地　址	电　话	网　　址
松江	上海交通大学附属上海市第一人民医院（南院）	新松江路650号	63240090	http://www.firsthospital.cn
徐汇	上海中医药大学附属龙华医院	宛平南路725号	64385700	http://www.longhua.net
徐汇	上海交通大学附属第六人民医院	宜山路600号	64369181	http://www.6thhosp.com
徐汇	复旦大学附属中山医院	枫林路180号	64041990	http://www.zs-hospital.sh.cn/
徐汇	上海交通大学附属胸科医院	淮海西路241号	62821900	http://www.shxkyy.com
徐汇	复旦大学附属眼耳鼻喉科医院	汾阳路83号	64377134	http://www.fdeent.org
徐汇	复旦大学附属肿瘤医院	东安路270号	64175590	http://www.shca.org.cn
杨浦	上海交通大学医学院附属新华医院	控江路1665号	25078999	http://www.xinhuamed.com.cn
杨浦	第二军医大学附属长海医院	长海路168号	31166666	http://www.chhospital.com.cn
闸北	上海中医药大学附属市中医医院	芷江中路274号	56639828	http://szy.sh.cn
闸北	同济大学附属第十人民医院	延长中路301号	66300588	http://www.shdsyy.com.cn
闵行	上海交通大学医学院附属仁济医院（南院）	江月路2000号	58752345	http://www.renji.com/

（续表）

区	名　称	地　址	电　话	网　址
青浦	上海市青浦区中心医院	公园东路1158号	69719190	http://www.qphospital.com
奉贤	奉贤区中心医院	南奉公路6600号	57420702	http://www.fengxianhosp.com
崇明	崇明县中心医院	南门路25号	59612701	
长宁	上海市皮肤病医院	武夷路196号	61833000	http://www.shskin.com
金山	复旦大学附属公共卫生临床中心	漕廊公路2901号	37990333	http://www.shaphc.org
金山	复旦大学附属金山医院	龙航路1508号	34189990	http://www.jinshanhos.org.cn

3.5　专家门诊预约方式

专家门诊的预约方式有以下两种。

3.5.1　通过"医联网"的预约服务系统进行网上预约挂号。

打开医联网主页（http://www.shdc.org.cn）→点击右上角"医联预约服务"→按预约挂号指南进行。

3.5.2　拨打电话95169进行预约（仅收取市话费）

预约时需要以下信息：患者姓名、身份证号码、手机号码，预约专家的姓名。复诊患者预约时还需提供医保卡或自费卡卡号。

备注：如果老人没有手机，需要家属提供手机，预约成功后就诊的相关信息以短信形式发送到手机上，凭短信挂号。

就诊时还需要携带以下物件：患者身份证、医保卡或就诊卡、预约时所提供的手机。

后 记

为了普及老年人常见疾病知识教育，提高老年人的生活质量。我们应民盟上海市委和上海老年教育教材研发中心之邀，撰写了《老年人胃肠道疾病100问》，希望使更多的老年人能够健康快乐的生活。我们感到非常荣幸也对此非常重视。本书从筹划、汇编到完成历时2个多月时间。在我的学生参与下，我们全面汇集和参考了相关书籍和文献，并经数次修改完善，最终定稿。对我学生的大力支持，以及付出的辛勤劳动，在此一并表示感谢。由于篇幅所限，我们在编写过程中只能对某些老年人常见疾病进行简要的阐述，难以做到具体细致、面面俱到。同时因我们水平和经验有限，不足之处敬请读者指正。

黄新余

图书在版编目（CIP）数据

老年人胃肠道疾病100问/上海市学习型社会建设与
终身教育促进委员会办公室. — 2版. — 北京：科学
出版社，2015.7
上海市老年教育普及教材
ISBN 978-7-03-044651-0

Ⅰ.①老… Ⅱ.①上… Ⅲ.①老年人—胃肠道—防治
—问题解答 Ⅳ.①R573-44
中国版本图书馆CIP数据核字（2015）第128002号

老年人胃肠道疾病100问
上海市学习型社会建设与终身教育促进委员会办公室
责任编辑/潘志坚　黄金花

科　学　出　版　社 出版
北京东黄城根北街16号　邮编：100717
www.sciencep.com
上海锦佳印刷有限公司

开本 787×1092　1/16　印张 6 1/2　字数 76 000
2015年7月第二版第二次印刷

ISBN 978-7-03-044651-0
定价：26.00元